CAMDEN COUNTY LIBRARY
203 LAUREL ROAD
VOORHEES, NJ 08043

D0114985

Haylie Pomroy

Quémalo

Haylie Pomroy, con cuatro clínicas privadas, es una aclamada experta en nutrición reconocida en la comunidad médica por su habilidad para generar una pérdida de peso rápida, sana y duradera. Su impactante cartera de clientes incluye celebridades como Jennifer López, Reese Witherspoon, Cher, Raquel Welch y Robert Downey, Jr. Aparece con regularidad en programas de entretenimiento como *Extra* y *Access Hollywood* de NBC, así como en las revistas *Marie Claire*, *People*, *Star* y más. Es vicepresidenta de investigación y desarrollo clínico para East West Essentials, consultora certificada para el bienestar y asesora holística.

SEP 2 7 2016

CAMDEN COUNTY LIBRARY
203 LAUREL ROAD
VOORHEES, NJ 08043

SEP 27 2010

TAMBIÉN DE HAYLIE POMROY

La dieta del metabolismo acelerado
(con Eve Adamson)

Quémalo

Quémalo

Por qué tu báscula se estancó
y qué comer para resolverlo

Haylie Pomroy

con Eve Adamson

Prólogo de
Jacqueline Fields

Traducción de
María Laura Paz Abasolo

VINTAGE ESPAÑOL
Una división de Penguin Random House LLC
Nueva York

PRIMERA EDICIÓN VINTAGE ESPAÑOL, OCTUBRE 2015

Copyright de la traducción © 2015 por María Laura Paz Abasolo

Todos los derechos reservados. Publicado en los Estados Unidos de América por Vintage Español, una división de Penguin Random House LLC, Nueva York, y en Canadá por Random House of Canada, una división de Penguin Random House Canada Ltd., Toronto. Originalmente publicado en inglés como *The Burn: Why Your Scale Is Stuck and What to Eat About It* por Harmony Books, un sello de Crown Publishing Group, una división de Penguin Random House LLC. Copyright © 2014 por Haylie Pomroy. Esta traducción fue originalmente publicada por Penguin Random House Grupo Editorial, S. A. de C. V., México, D.F. Copyright de la presente edición © Penguin Random House Grupo Editorial, S. A. de C. V., México, D.F.

Vintage es una marca registrada y Vintage Español y su colofón son marcas de Penguin Random House LLC.

Información de catalogación de publicaciones disponible en la Biblioteca del Congreso de los Estados Unidos.

Vintage Español ISBN en tapa blanda: 978-1-101-91078-8
Vintage Español eBook ISBN: 978-1-101-91079-5

Para venta exclusiva en EE.UU., Canadá, Puerto Rico y Filipinas.

www.vintageespanol.com

Impreso en los Estados Unidos de América
10   9   8   7   6   5   4   3   2   1

¿Cómo podría titular un libro Quémalo
y no dedicarlo a mi candente marido? Tu amor
me ha dado la pasión y el combustible para
encender mi ardiente deseo de ayudar a otros.

Índice

Se ha quemado el granero… ahora puedo ver la luna.

MASAHIDE, poeta japonés (1657-1723)

Prólogo

Recuerdo la época en que Haylie Pomroy pasaba más tiempo en Colorado. Eso fue antes de que su dieta se convirtiera en la sensación mundial que es ahora. Todos extrañamos esos días cuando nos parecía que la teníamos, a ella y a todas sus increíbles estrategias, sólo para nosotros. Aunque Haylie ya no vive en Fort Collins, Colorado, donde dirijo mi clínica de medicina integral, el Centro de Salud Healing Gardens, todavía nos visita más o menos cada mes para atender pacientes. Hemos hecho las paces con tener que compartir a Haylie con el mundo. Sus conocimientos son demasiado valiosos para mantenerlos en secreto.

Haylie y yo hemos colaborado laboralmente durante más de veinte años, así que considero un honor y un privilegio escribir el prólogo de su más reciente libro, *Quémalo*. En primer lugar, Haylie misma es un fenómeno. Ha sido parte de mi vida durante muchos años y mis pacientes aman estar en contacto con ella. Al encontrarse más ocupada, con más consultas, no ha podido estar aquí tan seguido, ¡así que por fortuna empezó a escribir libros! Cada vez que mis pacientes tienen un problema con su peso, les recomiendo su primer libro, *La dieta del metabolismo acelerado*. De hecho es lectura obligatoria en mi clínica, y casi *todos* mis pacientes están en camino hacia un estilo de vida saludable. Eso no es algo que muchos doctores puedan decir, pues el cumplimiento es un gran problema con los cambios en el estilo de vida. Sin embargo, para mí y para todos aquí es obvio que los programas de Haylie tienen ese algo especial que mantiene a la gente encaminada. Mis pacientes siempre dicen que cuando leen sus palabras sienten que está en la habitación con ellos, enseñándoles e inspirándolos a emocionarse sobre tomar el control de su salud. Muchos de los pacientes que han fallado con otros programas de pérdida de peso tuvieron éxito con el de ella.

Todavía estoy más emocionada con este nuevo libro. Con *Quémalo*, Haylie lleva su programa al siguiente nivel. Para aquellos pacientes que se estancan en su pérdida de peso, Haylie crea un plan claro y estratégico para que superen esa etapa. Los programas en este libro también son excelentes para provocar cambios, reparar problemas posteriores a una indulgencia excesiva y combatir diferentes clases de problemas metabólicos relacionados con el peso. En el libro, Haylie claramente describe los tres problemas principales que contribuyen a detener la pérdida de peso:

- Inflamación
- Problemas digestivos
- Desequilibrio hormonal

Entonces te muestra exactamente cómo resolverlos. ¿Y adivina cómo lo hace? Si conoces a Haylie en lo absoluto, sabes que será por medio de la comida.

Haylie y yo siempre hemos compartido el mismo punto de vista: los alimentos son medicina. Este libro es un regalo fantástico, lleno de sabiduría y detalles deliciosos que muestran cómo la comida es la respuesta para una pérdida de peso continua y sostenida, así como la solución a muchos problemas crónicos que nos afectan, desde erupciones e inflamación hasta retención de líquidos y síndrome premenstrual (SPM).

He practicado la medicina durante más de veinticinco años y para mí está claro que al menos 85% de las enfermedades crónicas en este país se deben a malas decisiones sobre la dieta y el estilo de vida. Haylie es parte de la solución. Sus libros en verdad pueden ayudar a solucionar este problema cultural. Detener e incluso revertir enfermedades crónicas tiene que ver con cambiar de dieta y de estilo de vida. Yo he pasado años educando a mis pacientes sobre este tipo de transformaciones, pero los libros de Haylie pueden llevar este conocimiento mucho más lejos. Sólo puedo esperar que todos los médicos que deseen aplicar esta clase de conocimiento en sus consultas utilicen ambos libros de Haylie, *Quémalo* y *La dieta del metabolismo acelerado*, como recursos valiosos en sus clínicas.

Haylie sin duda ha cambiado la salud de mis pacientes y, más específicamente, ha generado mucha pérdida de peso por aquí, sin mencionar la reducción de riesgo cardiaco y de diabetes, de desórdenes de sueño e incluso de depresión. Así que, médicos, pacientes y lectores, ¡tomen nota! Las respuestas se encuentran entre las cubiertas de este libro. La salud no es un misterio, pero si necesitan una guía, Haylie está aquí para ustedes. Yo estoy definitivamente feliz de que haya estado ahí para mí.

Doctora JACQUELINE FIELDS

Introducción

Estás atascado y yo puedo ayudarte.

Éste es un libro dirigido a personas que necesitan ayuda para perder peso. Es para personas que están atascadas y no pueden salir por sí solas. Si llegaste a este punto en tu pérdida de peso, es como si una barrera invisible estuviera bloqueando el camino hacia esa cifra mágica que anhelas ver en la báscula. Estás atascado. Si necesitas perder peso rápido y no tienes un año o seis meses, o incluso un mes, tu meta puede parecer inalcanzable. Estás atascado. Tal vez necesitas un cambio máximo en tu apariencia en un mínimo de tiempo —¿reunión de ex alumnos? ¿Entrevista de trabajo? ¿Primera cita? ¿Boda? ¿Vacaciones en la playa?— y no tienes idea de cómo lograrlo. Estás atascado. O quizá necesitas un buen arranque antes de hacer un cambio mayor en tu estilo de vida y no tienes cables de corriente. Estás atascado.

Sin embargo, no tienes por qué estarlo.

Si no logras perder el peso que necesitas perder, siempre hay una razón. Siempre. Tu cuerpo es un laboratorio bellamente complejo de reacciones bioquímicas y lo único que se necesita para atascarse es que una cosita salga mal. Quizá sea inflamación y retención de líquidos. Quizá sea un problema digestivo. Quizá sean tus hormonas. Lo que sea, no tiene nada que ver con tu fuerza de voluntad. Tu cuerpo quiere estar delgado, sano, fuerte y activo, y si no lo está, entonces algo en el sistema está mal. Algo se atascó.

15

Ahora tienes un problema y cierta cantidad de tiempo para arreglarlo. Necesitas perder peso y verte bien *rápido*. Quizá se trata de un evento especial y estás listo para ser fabuloso. Tal vez necesitas acabar con esas últimas ocho libras para alcanzar finalmente tu peso ideal. Tal vez tu dieta ya no funciona y necesitas volver a la pérdida de peso acelerada. Tal vez necesitas verte fabuloso para el próximo viernes. Tal vez quieres deshinchar tu rostro, deshacerte de la inflamación abdominal o estar más delgado y firme desde los pómulos hasta las pantorrillas. Quizá tuviste un susto de salud, como prediabetes o hígado graso, y tu doctor quiere que empieces a bajar de peso rápido. O tal vez quieres sentirte mejor, tener más energía o sólo sentirte tú mismo otra vez, y no quieres perder ni un día más.

He trabajado con miles de clientes que han perdido cientos de miles de libras. Aunque nunca he tenido el placer de conocer a algunos de mis clientes virtuales, recientemente rastreamos a un grupo de personas que seguían uno de mis programas y perdieron, en total, *más de ciento treinta mil libras en menos de ocho meses*. ¿Por qué sucede esto con clientes a quienes ni siquiera conozco, si no tienen mi atención personalizada? Porque mis planes funcionan.

En mi mundo, la comida es medicina. Mi cocina es mi farmacia y mi lista de compras es mi hoja de prescripción. La gente se acerca a mí por ayuda, para empezar a perder peso cuando otros métodos fallaron. Ellos no saben cómo podrán verse perfectos para el próximo lunes, o necesitan perder esas últimas cinco libras para el viernes, o simplemente deben verse bien en bikini para cuando despegue el avión hacia la playa al final de la próxima semana. Ellos se acercan a mí cuando ya perdieron diez, cincuenta o setenta y cinco libras, pero sus cuerpos decidieron rebelarse de pronto y quedar en un punto muerto. Se acercan a mí cuando no saben qué intentar.

Algunas veces se acercan a mí con problemas de salud muy serios. Otros doctores me envían a sus pacientes porque creen que la pérdida de peso puede ayudar a resolver infertilidad, diabetes, cáncer de mama, cáncer de próstata, depresión y muchos otros problemas crónicos de salud en los que el sobrepeso es un catalizador. La gente no se acerca a mí sólo porque quiere verse bien en el exterior, sino porque puedo ayudarla a acceder al poder curativo de quemar comida, toxinas y grasas. La gente confía en mis métodos, y si estás leyendo este libro, gracias por confiar en ellos también.

Para quienes no están familiarizados con mis programas, soy nutrióloga y consultora de bienestar físico registrada, con clínicas en Beverly Hills y Burbank, California, así como en Fort Collins, Colorado. Tengo más de veinte años de experiencia clínica usando alimentos funcionales y terapias naturales para realizar pérdidas específicas de peso, así como sanar el cuerpo de adentro hacia afuera. Trabajo con algunos de los mejores médicos, expertos en bienestar físico y chefs del mundo, así como practicantes de medicina holística, como acupunturistas, reflexólogos y herbolarios. Mis clientes son actores, músicos, atletas profesionales, pacientes médicos, adultos mayores, adolescentes y padres de familia. No podría delimitar o calificar a mis variados y maravillosos clientes, pero puedo definir lo que hago por ellos: mi especialidad es sanar y esculpir cuerpos utilizando comida. Tengo certificaciones avanzadas en numerosas disciplinas de salud y crecí en un ambiente de salud holística. Mi madre es acupunturista y mi abuelo materno era hopi, nacido y sepultado en la reservación. Utilizar la comida como medicina e incorporar una variedad de filosofías médicas a la vida cotidiana ha estado en mi familia durante siglos, y estoy muy emocionada de que más gente finalmente comprenda el poder medicinal de la comida, las hierbas y los tés.

También soy mamá, con una familia conjunta llena de niños. Tenemos vidas ocupadas igual que la tuya. Nuestra mañana más agitada es la del lunes, y ése es el día en que todos tomamos licuados para desayunar. Cada uno de mis hijos tiene su receta especial. (El licuado de mi hija siempre lleva "un montón de hojas".) En las otras mañanas, que transcurren a una velocidad poco menos que rapidísima, intento cocinar el desayuno para todos porque creo, a partir de cada minuto de entrenamiento médico y de salud que he tenido, y con cada parte de mi alma y espíritu, que la comida real es la clave para la salud, el cuidado del cuerpo, la energía y la belleza. La alimentación es la respuesta.

Sin embargo, la forma como utilizo los alimentos puede variar drásticamente, dependiendo del problema a tratar. Yo soy una detective del cuerpo que resuelve problemas. Mi especialidad es cómo aplicar la comida de forma estratégica y precisa para lograr resultados muy específicos. En mi clínica, la gente me pregunta cómo *Quémalo* se diferencia de *La dieta del metabolismo acelerado*. Mientras que la DMA es una rehabilitación total para tu metabolismo, *Quémalo* es una intervención intensa y específica en el bloqueo de tu progreso y tu salud. Para la DMA seleccioné alimentos a partir de sus micronutrientes o su contenido glucémico para rehabilitar tu metabolismo roto. Es una reparación metabólica de todo el cuerpo en veintiocho días que debe seguirse cuando todo tu sistema necesita repararse. *Quémalo* es completamente diferente. Es otra arma para tu arsenal contra el sobrepeso y la mala salud. Mientras que la DMA es una explosión de dinamita, *Quémalo* es un láser enfocado en tu atasco para perder peso y en tus aflicciones crónicas de salud. En lugar de elegir alimentos basándome en sus micronutrientes o en su índice glucémico, en *Quémalo* seleccioné alimentos, hierbas, tés, especias y combinaciones de alimentos por su índice termogénico o su habilidad para quemar las barreras que te alejan de tus metas. Cuando algo te ha detenido en tu avance, *incluso si crees que has estado haciendo todo correctamente, Quémalo* puede ayudarte con una poderosa microrreparación de tres disfunciones sistémicas específicas que paran tu pérdida de peso:

1) Inflamación, que es un problema con la reacción inicial que tiene tu cuerpo a la comida.
2) Disfunción digestiva, que es un problema con la digestión de la comida en tu cuerpo.
3) Desequilibrio hormonal, que es un problema con el balance de tu cuerpo entre la producción y la biosíntesis de hormonas.

Ésta es una llamarada rápida, intensa, que rompe el atasco, quema tu bloqueo particular y lo calcina en sólo tres, cinco o diez días, dependiendo de tu barrera. No importa lo que se atravesó en tu camino y dificultó tu pérdida de peso antes, *Quémalo* te ayudará a quemarlo de inmediato.

- Así que, si estás atascado, quema.
- Si llegas a un atasco, quema.
- Si quieres una pérdida estratégica de peso, quema.
- Si quieres arrancar tu plan de pérdida de peso, quema.
- Si tienes sobrepeso por retención de líquidos e inflamación, quema.
- Si tienes gases e hinchazón, quema.
- Si tienes sobrepeso por cuestiones hormonales, por el amor de Dios, ¡quema!

TRES, CINCO O DIEZ DÍAS... ¿EN SERIO?

Quizá eres un escéptico y te estás preguntando: "¿En verdad puedo lograr una transformación total de mi cuerpo en tres, cinco o incluso diez días?"

Dame este gusto. Cuando termines, no podrás esperar para mandarme tus fotos de antes y después, pero primero permíteme explicar por qué no sólo es posible sino muy fácil transformarte en tres cortos días, sin mencionar cinco o diez.

Pretendamos que saldrás a beber. Yo iré contigo como tu conductor designado. Primero, nos arreglamos. Es viernes en la noche y te ves increíble. Te arreglas el cabello, te pones un vestido lindo y tacones (o un traje elegante), y te miras en el espejo. ¡Sexy!

Entonces sales y empiezas a beber. Va a ser un fin de semana de borrachera. Tal vez empiezas con un martini cargado. Después quizá tomes algunas margaritas. Entre rondas, consume algo de la comida del bar; ¡sólo se vive una vez! Nachos, papas aderezadas, alitas, cosas así. Será genial, lo máximo. ¡Ordena lo que tú quieras! Lanza la cautela al viento. Yo pediré la siguiente ronda.

Tú sigue, toda la noche. Finalmente, temiendo que te duermas, te llevo a casa. Pero tan pronto como despiertas, estás listo para volver a empezar. ¡Un poco de lo mismo! Empieza con una mimosa. Luego tomemos un almuerzo con tres martinis. Es sábado en la noche, así que sales otra vez. Quizá no te veas tan bien como el viernes en la noche. Un poco desarreglado, un poco hinchado. Tu cabello está seco. Tu piel se ve un poco hundida. Tienes ojeras. Pero estás decidido. Tres días, ¿recuerdas? Para el domingo en la noche habrás bajado la velocidad considerablemente. Tal vez ya sólo bebes cerveza. ¡Hasta el fondo! ¿Más papas? ¿Qué tal una hamburguesa? O quizá todo lo que puedes soportar en este punto es una caja de galletas y una sangría. Para cuando te acuestas el domingo, casi no recuerdas el viernes.

Ahora vamos a mirarnos muy bien en el espejo a primera hora del lunes. ¿Crees que siquiera te parecerías a esa persona que se veía tan atractiva el viernes en la noche? Créeme, no. Estás inflamado. Estás hinchado. Esas ojeras se convirtieron en moretones, incluso si no te peleaste con nadie en el bar. Tu abdomen sobresale por la hinchazón, la piel de tus brazos cuelga, y si te giras, tu celulitis te guiña un ojo desde el espejo. Creo que veo el principio de una papada. ¿Y podemos hablar sobre tu aliento?

Pero una transformación drástica no tiene que surgir de un evento tan extremo. ¿Alguna vez has desayunado comida mexicana y margaritas? Sabes que, cuando sales con amigos y atacas la canasta de papas, ordenas un burrito grande y bebes margaritas a tragos toda la noche, pasarás todo el día siguiente sumiendo el abdomen para que tus colegas y amigos no crean que cruzaste la frontera sur.

¿Alguna vez has tenido una resaca de jamón? ¿Esas noches cuando comes mucho jamón y vino, o salchichas y cerveza, y despiertas inflamado por el sodio, no te puedes poner los anillos y tus ojos están tan hinchados que casi no te reconoces?

Y si sigues en el bar hasta casi la hora de cerrar, aun si es sólo durante una noche, te garantizo que en la mañana tendrás que usar pantalones elásticos y playeras grandes, porque esos jeans pegaditos que te quitaste y lanzaste al suelo anoche no te quedarán después de una sola noche de fiesta.

¿Alguna vez te has despertado con "moretones de alergia" o "moretones de adrenalina", esos círculos oscuros alrededor de tus ojos, con bolsas hinchadas debajo? Se deben a que tus glándulas suprarrenales reaccionaron a algo que es un agente alérgico para ti o que se ha convertido en un alimento de reacción al estrés. A lo que me refiero con esto es que has consumido algún alimento al que sueles recurrir frecuentemente cuando estás estresado. El mío es el helado. Cuando haces esto, tu cuerpo se condiciona para secretar hormonas de estrés porque asocia ese alimento con el estrés. Ambas situaciones pueden causar esos círculos oscuros; no necesitas ser alérgico a un alimento para tener esta reacción.

¿Has tenido la visión borrosa o visto puntos negros frente a tus ojos después de un atracón de azúcar? En la medicina china se dice que el *qi*, o la energía, del hígado se expone a través de los ojos. El hígado es donde el cuerpo guarda el exceso de azúcar. Se dice que la visión borrosa es "el hígado ahogándose en dulces".

¿Qué tal el abdomen desbordado sobre el cinturón después de las fiestas decembrinas? ¿Has sufrido esto? Es cuando lanzas toda cautela al viento desde Halloween hasta el domingo del Super Bowl porque no tiene sentido comenzar una dieta hasta que todas las fiestas decembrinas y las celebraciones hayan terminado. Para cuando llega febrero te das cuenta de que tu abdomen cubre la hebilla de tu cinturón.

Sin embargo, no necesitas meses para hacer de ti mismo un desastre, como viste con nuestro paseo el fin de semana. Ni siquiera necesitas días. Todo lo que en verdad tienes que hacer para probar que el cuerpo puede transformarse en tan sólo unas horas es buscar en Google la foto de una celebridad arreglada para una ceremonia de premiación, luciendo en forma y radiante y viva, y luego buscar su foto al ser fichada ocho o diez horas después. Mira muy bien esas fotos de antes y después, e intenta decirme que un poco de tiempo y esfuerzo no pueden cambiar dramáticamente tu apariencia, sin mencionar que trastornen tu mundo.

Toma todo lo que acabas de leer y dale la vuelta. Tres días de mal comportamiento ciertamente pueden hacer una dramática diferencia, pero veamos el otro lado de la moneda. Tres días de alimentación intensamente dirigida y *buen comportamiento* para activar el cuerpo pueden hacer también mucha diferencia. Mi amigo, el respetable doctor y escritor Mark Hyman, escribió: "La realidad es que la mayoría de nosotros sólo estamos a algunos días de poder controlar nuestros cuerpos". Esto es exactamente lo que creo. Si te puedes ver *tan mal* el lunes por la mañana después de un fin de semana de bebida y mala comida (o de ser demasiado indulgente en unas vacaciones, o de comer por un ataque de estrés, o de un episodio brutal de síndrome premenstrual —spm— o de síntomas menopáusicos), te puedes ver *muy bien* el lunes por la mañana después de tres días de nutrición enfocada. Esto es lo que podemos hacerte a ti y a tu apariencia, a tu nivel de energía, a tu mundo: podemos encenderlo.

Mira, yo apoyo salir y pasarla bien. Vamos, yo misma lo hago; pero he aquí el asunto: si bebes la ocasional copa de vino con amigos un jueves por la noche, tu cuerpo puede soportarlo. Pero si faltas al trabajo por una resaca, necesitas un cambio. Cuando tu cuerpo ya no puede perder peso es justamente como esa resaca. Algo está mal y has perdido el control. Es tiempo de recuperarlo. Cuando tu metabolismo necesita ayuda, una pequeña microrreparación puede cambiarlo todo.

Siempre explicaré la ciencia detrás de lo que hago. Si te sientes tan fascinado por ella como yo y si te encanta saber exactamente en qué te estás metiendo antes de comprometerte, entonces te encantarán los primeros capítulos de este libro. Te ayudaré a ubicarte a ti mismo y a los problemas que has tenido con la pérdida de peso. Trabajaremos juntos para determinar qué síntomas te preocupan más y escoger qué problemas quieres resolver primero. Después de eso nos sumergiremos de lleno porque tu tiempo es valioso y los atascos no deben durar mucho. Desbaratarás tu atasco en la pérdida de peso sin importar cuánto tiempo debas invertir en la quema de tus barreras.

En sus marcas, listos, fuera: bajarás tu cabeza, comerás, limpiarás y en tres, cinco o diez días levantarás tu rostro, te mirarás en el espejo y vivirás ese momento de sorpresa que has estado esperando. Estarás fabuloso y tendrás todo lo necesario para mantenerte así.

PRIMERA PARTE

ENCIENDE EL FÓSFORO

CAPÍTULO UNO

Por qué no estás perdiendo peso

Algunas veces —seguido, de hecho—, incluso en el mejor mundo posible, incluso con la mejor dieta posible, la pérdida de peso se detiene. La cifra en la báscula se detiene antes de llegar al punto que deseas. Cuando no pierdes ese peso que te falta, siempre hay una razón. Siempre. Es una razón científica, y no tiene nada que ver con algún fallo personal de tu parte. No se trata de fuerza de voluntad o de debilidad. Se trata de bioquímica. La pérdida de peso atascada, especialmente bajo condiciones en que le das a tu cuerpo todo lo que necesita para perder peso, es una señal de que algo salió mal en el sistema.

Una pequeñísima astilla en tu dedo gordo del pie puede ocasionar una cascada de problemas más grandes en todo tu cuerpo si no haces algo al respecto, pero la solución no es cortarte el pie. Debes sacar la astilla, pero no descuidadamente, al vuelo o de una forma que haga más daño que bien. Sacar una astilla requiere concentración, precisión y la herramienta adecuada.

Cuando la pérdida de peso se detiene, cuando te atascas, tu cuerpo está enviándote un mensaje. Tienes el equivalente de una astilla en tu sistema metabólico. Para reiniciar la pérdida de peso necesitas sacar esa astilla con unas pinzas, cuidadosa y diestramente, para que tu cuerpo pueda volver a funcionar haciendo lo que hace mejor: quemar grasa como combustible.

¿Pero cómo te enterraste esa astilla? La manera en que el cuerpo maneja los alimentos en verdad es increíble. Si el punto *A* es comer y el punto *Z* es vivir, el metabolismo son todas las letras de en medio. El metabolismo es la velocidad con la que convertimos el alimento en vida. Así como Rumpelstiltskin convertía paja en oro, el metabolismo convierte tu alimento en piel, cabello, sangre, hueso, músculo y energía. Es la química de la vida y la magia que convierte la comida de un plato en la vida que vives cada momento del día.

Sin embargo, esto no sucede instantáneamente. La transformación de los alimentos en vida por medio del metabolismo es un proceso. Cuando comes, hay básicamente tres cosas que tu cuerpo hace con los alimentos:

1. Reacciona ante la comida.
2. Digiere la comida.
3. Usa los micronutrientes en la comida para equilibrar la producción y la biosíntesis de hormonas.

En cualquier momento de este proceso —en el punto de reacción a la comida, en el punto de digestión de la comida o en el punto del equilibrio hormonal— las cosas pueden salir mal, y cuando eso sucede todo el sistema se descompone. Es como esa astilla en tu dedo del pie: parece un problema pequeño, pero si no lo arreglas, si la dejas supurar, entonces es posible que tengas un dolor severo muy pronto. Tal vez no puedas caminar o incluso es posible que se desarrolle una infección generalizada. Un pequeño problema puede convertirse en un gran problema rápidamente, y en el caso del metabolismo, un pequeño problema en cualquier punto del proceso puede llevar a hinchazón, acidez, poca energía, problemas con tu estado de ánimo, aumento de peso, acumulación excesiva de grasas e, incluso, con el tiempo, enfermedades crónicas como artritis y cáncer, enfermedades cardiacas, enfermedades autoinmunes y Alzheimer. Los problemas metabólicos son serios, y si quieres sentirte bien y deshacerte del peso y la grasa extras, necesitas resolverlos.

Quémalo es la microrreparación de la "astilla" en tu metabolismo. Enfoca su atención precisa en la fuente específica de tu resistencia a perder peso para que puedas perder grasa y peso rápidamente. Es una intervención intensa que puede destruir tu atasco en la pérdida de peso. *Quémalo* incinerará las barreras que te apartan del cuerpo y la salud que deseas. Úsalo estratégicamente para lograr tu meta, ya sea que se trate de sorprender a una multitud este fin de semana, poder abrochar tus jeans para el viernes o volver a esculpir todo tu cuerpo en una silueta más agradable para el fin de semana siguiente. La promesa principal de *Quémalo* es ésta: puedes realizar un cambio profundo y dramático en tu apariencia, tu salud y tu energía en sólo unos cuantos días.

Lo haremos con comida. La comida es medicina, y puede ayudar o lastimar al cuerpo, dependiendo de cómo la uses.

LO QUE *QUÉMALO* PUEDE HACER POR TI

Quizá te estás preparando para algo, como una aparición pública o una reunión de ex alumnos. Quizá estás reparando *después* de algo, como el exceso en las vacaciones o un fin de semana todo incluido en un hotel. ¿Estás terminando tu viaje de pérdida de peso o empezándolo? Tal vez estás respondiendo a una llamada de auxilio de tus jeans pegaditos o estás pendiente de las vacaciones de verano.

Quizá tu doctor te advirtió que debes perder peso o estarás en riesgo de desarrollar problemas de salud, como prediabetes, infertilidad o hígado graso. Mis clientes suelen venir conmigo enfocándose en la apariencia física que desean y cómo sus cuerpos se verán ya que logren perder peso, pero el milagro real y el poder de la pérdida de peso es estar físicamente en la modalidad para perder peso. Incluso si pierdes sólo tres o cinco libras, cuando tu cuerpo está en el proceso de perder peso, hace cambios drásticos. Habrá un cambio en tu inflamación, en la forma como procesas los micronutrientes y en tus hormonas desde el momento en que inicies el proceso de pérdida de peso. No se trata sólo de verte fabuloso cuando termines de perder peso (aunque eso también sucede). Se trata de lo que promueves en tu salud general cuando sales de la modalidad de aumento de peso o de resistencia a perderlo, y entras en la de perder peso.

Esto es lo que *Quémalo* puede hacer por ti: enviarte de nuevo a la modalidad de pérdida de peso y de regreso a la cascada de cambios bioquímicos positivos que afectan tu cuerpo. Ya sea que tengas mucho que perder o sólo un poco, prepárate para una transformación radical.

Una de las mejores cosas sobre *Quémalo* es que es algo que cualquiera puede hacer. No importa cuál sea tu filosofía sobre la comida, tus restricciones en la dieta, tus hábitos o inclinaciones, *Quémalo* puede funcionar para ti. Sal de lo que estés haciendo durante unos días y entrégate a esto. Deja que te ayude a arrancar y entonces puedes irte manejando tú solo, de vuelta a lo que estabas haciendo antes. Quizá vives con *La dieta del metabolismo acelerado*. ¡Excelente decisión! O quizá eres devoto de otro sistema, o de ninguno. Tal vez te muevas según como te queden tus pantalones. ¡Lo he escuchado! Hay muchas formas de vivir una vida saludable.

Hay otra razón que hace diferente este programa: *Quémalo* no es una forma de vida. No es algo que hagas para siempre. Es una herramienta intensiva y prescrita para microrreparar tu metabolismo. Entra, cambia las cosas y sal. Es tu herramienta para usarla cuando la necesites.

POR QUÉ Y CÓMO USO LOS ALIMENTOS COMO MEDICINA

Yo no empecé estudiando nutrición humana. De hecho, no empecé estudiando a seres humanos. Soy agro de corazón, lo que significa que estudié ciencia animal. Siento que eso siempre me ha dado una ventaja. Esta área de estudio se enfoca intensamente no sólo en la nutrición, sino en cómo la comida puede transformar, en formas muy específicas, el radio, la distribución y la composición de músculo y grasa en el cuerpo de un mamífero.

Era muy buena para esto en la escuela. Uno de los proyectos que hicimos fue manipular la tasa de músculo y grasa de un animal ajustando su alimentación. Esto me fascinó y pronto aprendí que la forma como un animal come puede incrementar la clase de grasa interna que provoca un marmoleo grueso, o puede reducir la grasa subcutánea para una apariencia más enjuta, magra y mejor definida. Aprendí no sólo a maximizar el aumento de peso en un periodo de tiempo corto, sino también a maximizar la pérdida de peso.

La ciencia animal es muy distinta de la medicina humana porque no puedes decirle a una oveja: "¿Te sientes mejor? ¿Estás satisfecha con los resultados de este medicamento? ¿Cómo te sientes emocionalmente?" No puedes tener la misma clase de retroalimentación de un animal que de un humano, así que la ciencia animal y la medicina veterinaria deben medir los resultados como ninguna otra industria. Algo más sobre la gente de animales, incluyendo a granjeros y a expertos en caballos, es que somos de mente muy abierta. Intentaremos por muchos medios llegar a los resultados que queremos, y mucho del trabajo realizado con animales hoy en día es preventivo. Tomamos nuestras estrategias de diversas arenas e intentamos toda clase de terapias —acupuntura, masaje, suplementos, homeopatía, medicina china, diferentes formas de preparar los alimentos, desde cocidos y crudos hasta procesados—, ¡pues se trata de sacar al veterinario del granero! La meta es tener un establo lleno de animales que están en la cúspide de su desempeño, capaces de reproducirse fácilmente, mantener un peso ideal y tener pelajes saludables y pezuñas fuertes.

Si ves a un animal al que se le notan las costillas, en la industria animal se consideraría maltrato. En el mundo humano, sin embargo, tenemos la idea extraña de que ello es hermoso. Como mujer y como madre de hijas, creo que es enfermo. En la industria animal es obvio que nutrir, amar, cuidar, atender y dar una buena alimentación engendra un animal sano, y no tenemos ningún problema con tratar a nuestras mascotas de esta manera. ¿Pero a nosotros mismos? No. Muchos se levantan en la mañana, alimentan a sus mascotas y salen de casa sin desayunar. Todo lo que tu perro o tu gato tiene que hacer es estar echado y lamerse, y tú corres fuera de casa con enormes expectativas para el día, y sin desayuno. ¡Es una locura para mí! En el mundo humano nos prohibimos conscientemente, y a los demás, lo que necesitamos para una salud radiante, y luego seguimos maltratándonos porque no estamos lo suficientemente saludables, atractivos, delgados. ¿Dónde está la desconexión? ¿Por qué no podemos tratarnos de la misma forma como tratamos a nuestros amados animales? Podemos hacerlo, y *Quémalo* es como te mueves en esa dirección.

Cuando decidí no convertirme en veterinaria fue parcialmente por curiosidad. Salí de la universidad sabiendo muchísimo sobre cómo esculpir cuerpos de animales y no podía dejar de preguntarme si lo que había aprendido en la ciencia animal podía funcionar en personas. No veía por qué no, así que empecé a estudiar nutrición humana y lo hice con una mente muy abierta, como buena agro. He estudiado el sistema occidental de salud ampliamente, así como posgrados en otros muchos sistemas. He estudiado la filosofía médica china, que contempla qué alimentos afectan a ciertos órganos, tejidos, glándulas y sistemas. Considero la perspectiva ayurvédica, que asocia los alimentos con ciertos tipos de cuerpo y energía. He estudiado la filosofía alemana de homotoxicología, que se enfoca en cómo los cuerpos se intoxican y desintoxican. Incluso he estudiado el *Farmer's Almanac* porque en mi experiencia he visto cómo las estaciones afectan la forma en que nuestros cuerpos procesan la comida. ¿Qué época del año te beneficiará más para alimentos crudos o cocidos? ¿Cuándo necesitas más grasa, y cuándo necesitas más verduras? Me hago esta clase de preguntas todo el tiempo. Estoy en una búsqueda interminable de conocimiento sobre cómo la comida afecta el cuerpo.

Por todas estas razones, cuando tengo un cliente con un problema de pérdida de peso no suelo preguntarme: "¿su problema es resistencia a la insulina?" o "¿esta persona sólo come de más?" En cambio, es más probable que pregunte: "¿por qué se manifiesta resistencia a la insulina en el cuerpo de esta persona?" o "¿por qué esta persona come más de lo que su cuerpo necesita?" y "¿qué sistemas podemos nutrir y reparar para perfeccionar los procesos naturales del cuerpo y que éste se vuelva funcional otra vez?"

Todo mi trabajo se basa en esta filosofía de mente abierta, con una expectativa estricta de resultados. He buscado incansablemente técnicas que funcionen, y donde las encuentro, extraigo las partes que hacen la diferencia en el cuerpo humano y dejo las partes que no. No tengo ideas preconcebidas sobre la validez de un programa saludable. Intentaré lo que sea para sanar, reparar y transformar el cuerpo. Exploraré las últimas pruebas clínicas publicadas en las revistas médicas y al mismo tiempo amarraré huesos de pollo alrededor de mi cuello y bailaré por los pasillos de mi clínica si sirve para que alguien tenga los resultados que necesita. Sólo tengo un requerimiento antes de aplicar una técnica, estrategia o filosofía a mi propia práctica: tiene que funcionar.

Tiene que funcionar. Tengo clínicas en algunas zonas difíciles. Mis clientes me amenazan con cuchillos: "si esto no funciona, ¡me meteré cuchillo!" Bien, esto es sobre todo un problema en mi clínica de Beverly Hills, pero lo que menos quiero es que alguien pase por cirugía plástica cuando yo puedo "hacerle cirugía" sólo con manipular su dieta. Los médicos que me mandan a sus pacientes dejarán de hacerlo si no controlo sus cuerpos y sus cifras (niveles de colesterol, azúcar en la sangre y hormonas). Para muchos de mis clientes, perder peso es cuestión de vida o muerte. Si no cumplo, ellos no se curan. Si no cumplo, mis clientes famosos se irán a otra parte también.

Espero grandes resultados de los cuerpos de mis clientes. Cuando esos resultados dejan de llegar, cuando se atascan, siempre busco el *porqué*. Cuando encuentro ese *porqué*, entonces voy a mi caja de herramientas (que consiste principalmente en comida) y saco lo que va a desatascarlos. Saco lo que evocará resultados reales, clínicos, tangibles y visuales. Siempre se trata de los resultados.

La gente dice que soy buena para saber cómo esculpir un cuerpo con especificaciones exactas. Dice que tengo secretos, y tienen razón. Mis secretos vienen de cada rincón del mundo y de cada era histórica. Se convierten en los secretos de mis clientes, y mientras más tiempo te quedes conmigo, aprenderás más de ellos. Pronto sabrás lo que yo sé y te transformará.

LOS CINCO PARTICIPANTES PRINCIPALES

Los tés y los licuados en los planes de *Quémalo* son medicinales. Su trabajo es ayudarte a sanar. Algunas personas los aman y otras no. Si caes en la categoría de "los que no", no te preocupes. Estás en libertad de diluir cualquiera de ellos con agua o con hielo en tu licuadora, si saben muy fuerte. También puedes añadir un saborizante natural o endulzante, como Stevia, xilitol, vainilla o canela. Añádelos directamente a tu té o mézclalos en tu licuado. Incluso podrías añadir el té o el licuado a tu sopa si lo prefieres así. ¡O sólo taparte la nariz y tomarte tu dosis! Tenemos que hacerlo y los resultados valen la pena.

¿POR QUÉ HAY TRES PLANES DIFERENTES PARA QUEMAR Y CUÁL ES EL CORRECTO PARA TI?

Mi clínica es como un laboratorio de investigación y desarrollo. Yo hago investigación y desarrollo sobre personas y entonces lo comparto contigo. Cuando tengo el lujo de estar frente a frente con una persona puedo descubrir exactamente lo que necesita y crear un plan sólo para ella. Hago esto todo el día, todos los días, y lo que siempre me ha interesado y desafiado más es cuando los clientes que parecen estar bien de pronto dejan de perder peso. Mi experiencia al tratar estos retos provee la base para el libro que sostienes en tus manos y para la información que te ayudará hoy.

Frecuentemente la gente me pide que provea resultados *de inmediato*. Me encanta tener el lujo de todo un mes, o por lo menos de dos semanas, para llevar a mi cliente a un buen lugar. No suelo tener tanto tiempo. Alguien tiene que empezar a filmar una película en semana y media, o aparecer en una entrega de premios el viernes y ya es lunes, o debe verse fantástico para una sesión de fotos el lunes, *cuando ya es viernes*.

Yo vivo para estas situaciones; sacan mi Sherlock Holmes interno y ¡mi adicto interno a la adrenalina también! Siempre estoy a la altura del reto, y cuando alguien no puede salir de su atasco, quiero saber por qué. Con el paso de los años, cuando esto sucedía, indagaba más hondo con preguntas, análisis de laboratorio y una evaluación física. Entre más investigaba, probaba y aprendía, más podía ver los mismos patrones surgiendo en sus cabezas.

Lo que noté fue que los atascos en la pérdida de peso casi siempre eran ocasionados por uno de tres problemas diferentes: inflamación, problemas digestivos o desequilibrio hormonal. Enfocarme en estas tres áreas no es sólo la respuesta al problema del atasco en la pérdida de peso, sino *también* la clave hacia los cambios rápidos en el cuerpo.

Así que si tengo sólo tres días para estar contigo, nuestro objetivo son las reacciones *inflamatorias* que tiene el cuerpo con la comida, lo que causa hinchazón por retención de líquidos y linfas. Nos enfocamos en los riñones, el sistema linfático y el funcionamiento de la vejiga. Limpio, desintoxico e hidrato el cuerpo, produciendo pómulos prominentes, tobillos delgados y una piel radiante. A esto lo llamo *quema-I*.

Cuando sólo tengo cinco días para estar contigo, enfrentamos la *digestión* de alimentos atascada y el sistema respiratorio congestionado enfocándonos en la membrana mucosa del tracto digestivo y de los pulmones. Así es como lo vemos: la membrana mucosa de los pulmones y del intestino grueso se forma del mismo tipo de tejido. Uno permite que el oxígeno pase al torrente sanguíneo. El otro permite que los micronutrientes pasen al torrente sanguíneo. La oxigenación es crucial para el metabolismo y para mantener el pH de la sangre y la saturación de oxígeno en la sangre. Así es como los nutrientes se descomponen y llegan a las mitocondrias para encender el metabolismo. Desinflamo el abdomen, oxigeno los pulmones y sobrecargo la circulación para un abdomen plano y caderas y muslos más firmes, y para dar al cuerpo abundante energía. La llamo *quema-D*.

Cuando tengo sólo diez días para estar contigo, nos enfocamos en el sistema *hormonal* del cuerpo al usar los alimentos para crear un equilibrio. Cuando las hormonas se desequilibran, el cuerpo usa células grasas de dos formas: una, para absorber hormonas que no están descompuestas adecuadamente, y dos, para producir hormonas intentando crear equilibrio. Ambas situaciones causan una proliferación de células grasas o un aumento agresivo de peso. Te doy lo que necesitas para liberar e incinerar grasa, para que puedas producir y sintetizar las hormonas que te transformarán de atascado en atractivo. La llamo *quema-H*.

Una y otra vez, acompaño a mis clientes a la puerta con alguno de estos tres programas para salir de su atasco. La mayoría de mis clientes ha intentado por lo menos uno y a menudo los tres métodos varias veces a lo largo de los años, y ahora tú puedes probarlos también. ¡Tú sigues! Vamos a transformarte y a dejarte libre en las alfombras rojas del mundo. Quizá tu alfombra roja, como la mía, se encuentra en las orillas del juego de soccer de tu hijo. No importa dónde estés o qué estés haciendo, se siente muy bien dar tu mejor paso y mostrar tu mejor versión. Así que, ¿cuál es la fuente de tu resistencia a perder peso? En la mayoría de los casos, la pérdida de peso se detiene por una de estas tres razones:

- El cuerpo está guardando líquidos en exceso —agua y linfas— en un intento de mitigar las reacciones al diluir la toxicidad. La disminución del ritmo de los sistemas naturales de eliminación del cuerpo causa un aumento en la acidez de los tejidos corporales y una inflamación sistémica. Esto a su vez causa acumulación excesiva de grasa subcutánea, o celulitis, mientras el cuerpo busca lugares dónde guardar las toxinas que se están acumulando.

- El sistema gastrointestinal no está trabajando bien y se está atascando. Esto también vuelve lento otro sistema natural de eliminación del cuerpo, causando la acumulación de grasa amarilla resistente, pesada y gruesa, mientras el cuerpo busca espacios para guardar toxinas adicionales.

- Los micronutrientes en los alimentos que comes no se están sintetizando adecuadamente en los químicos y en las hormonas que necesitas para mantener tu peso controlado, lo que causa una acumulación agresiva de grasa blanca, grumosa, flácida y suave, la cual adquiere algunas de las características de las hormonas y causa incluso más desequilibrio hormonal en tu sistema.

Puedes elegir cualquiera de los tres planes de *Quémalo* que sea más apropiado, dependiendo de cuál de estas condiciones padeces, o de cuál está causándote mayor dificultad (muchas personas tienen problemas con más de una). Cada plan te ayudará a salir del atasco, pero te llevará hacia una dirección diferente para lograrlo. Lo que has estado haciendo no funciona, así que en lugar de hacer más de ello (como ejercitarte *más*) o menos (como comer *menos*), vamos a sacudir todo para cambiar las cosas.

¿Ya te reconociste?

Quizá ya tienes una idea de que no estás reaccionando correctamente a los alimentos. Si ése eres tú, necesitas entrar en una quema-I en la batalla contra la acumulación de fluidos, grasa subcutánea e inflamación.

Si te ves reflejado en los problemas digestivos, en los problemas respiratorios o en el engrosamiento de tu cuerpo, o si han aparecido lonjas duras de grasa en lugares visibles, entonces necesitas cavar más profundo, hacer la quema-D para deshacerte de esas barreras digestivas y excavar esa grasa pesada y gruesa, acumulada por todo tu cuerpo.

Si entiendes exactamente lo que quiero decir con sobrepeso hormonal —ganas peso agresivamente y tu figura cambia de una forma que no quieres, y tienes emociones de montaña rusa—, entonces necesitas entrar en una quema-H para que puedas detener el aumento excesivo de peso, guiar tus hormonas de nuevo al equilibrio y empezar a quemar el exceso de grasa para esculpir la forma que debe tener tu figura.

No importa cuál escojas, estarás haciendo algo grandioso por tu cuerpo:

- Cuando haces la quema-I, peleas con la reacción de tu cuerpo a la comida. En tres días puedes perder hasta tres libras. Después de que conquistes a tus enemigos y ganes tu batalla, es probable que escuches comentarios como éstos: "¡Vaya, tu piel se ve fabulosa!", o "¡Te ves tan atractivo hoy!" o "Te ves descansado y saludable". Quitar tres libras de las áreas correctas de tu cuerpo puede hacer un cambio de apariencia drástico.

- Cuando haces la quema-D, desentierras los problemas con la digestión de tu cuerpo. En cinco días puedes perder hasta cinco libras. Una vez que encuentres la veta de oro, es probable que escuches comentarios como éstos: "¡Cielos, tu cintura es pequeñísima!" y "¡Tu abdomen es tan plano!" y "¡Te ves tan saludable!" Imagina una colcha de cinco libras cubriendo todo tu cuerpo. Ahora imagina que la desenvuelves y la quitas. Ésa es la diferencia que puedes lograr en cinco días.
- Cuando hagas la quema-H, crearás armonía en tus hormonas y esculpirás de nuevo tu cuerpo. En diez días podrías perder hasta diez libras. Provocarás comentarios como éstos: "Oh, por Dios, ¿cuánto peso has perdido?" y "Tu figura *ha cambiado completamente*".

Hay muchas buenas razones para escoger cualquier plan en particular. Todos te benefician, así que no es probable que elijas uno malo, pero considera cuál te atrae más. Aquí hay algunos puntos adicionales a considerar:

1. ¿CUÁLES SON TUS PROBLEMAS FÍSICOS?

Quizá tienes un horario flexible y quieres basar tu decisión en lo que el plan puede hacer por ti. Por supuesto, puedes escoger basándote en tu propia barrera para perder peso. Los siguientes tres capítulos tratarán con más profundidad lo que cada plan aborda, pero aquí hay un resumen que puede ayudarte a pensar en la dirección correcta:

- Inflamación, hinchazón y acumulación granulosa de celulitis sugieren que deberías hacer la quema-I de tres días para nutrir los riñones, el sistema linfático y la vejiga; licuar y limpiar grasa subcutánea; calmar la inflamación, y eliminar líquidos.
- Acumulación de grasa amarilla en el abdomen y alrededor del torso, inflamación estomacal, problemas digestivos y respiratorios, como un resfriado o tos, sugieren que deberías hacer la quema-D durante cinco días para reparar y relajar la membrana mucosa, facilitar la digestión y quemar esa grasa amarilla.
- El desequilibrio hormonal, los cambios de estado de ánimo y la acumulación agresiva de grasa en lugares extraños que hace ver a

tu cuerpo desproporcionado —lonjas, rodillas gordas, grasa en la espalda— sugieren que debes hacer la quema-H para nutrir y estabilizar el hígado, la vesícula y la tiroides, para reparar y equilibrar el sistema que genera y regula la producción de hormonas. Les quitamos ese trabajo a las molestas e intrusas células grasas al desintegrarlas y liberarlas. Recuerda, cuando tu equilibrio hormonal está mal, creas reservas de grasa para absorber el exceso de hormonas y entonces construir células grasas adicionales para producir hormonas, creando un equilibrio disfuncional.

¿Y si marcaste "todas las anteriores" y cada síntoma del que hablo aquí y en los siguientes tres capítulos suena a ti? Entonces sólo escoge cualquier plan. Todos son increíblemente nutricionales y terapéuticos. O atiende tu mayor problema primero, y luego ve dónde estás y decide qué querrás hacer después.

Muchos de mis clientes vienen a mí con muchos problemas. Escogemos un plan basándonos en cuáles les preocupan más en ese momento. Si no estás siquiera seguro de qué problema quieres atender, sólo escoge uno. El plan te nutrirá y te apoyará. Cuando termines, habrás atendido un área y entonces puedes determinar qué problemas enfrentar después. No es posible elegir un plan equivocado.

2. ¿CUÁNTO TIEMPO TIENES?

Me gustaría que tu respuesta fuera: "el tiempo necesario para reparar lo que está mal en mi cuerpo". Pero sé qué pasa. Yo recibo llamadas tres días antes de los premios de la Academia: "¡Ayúdame! ¡Tengo que verme fabulosa en mi vestido Valentino el domingo!" Si sólo tienes un fin de semana, entonces la decisión es fácil: harás la quema-I, eliminando flui-dos excesivos y grasa subcutánea para obtener resultados rapidísimos. Pero si tienes que verte bien para el *próximo* fin de semana, entonces quizá sea mejor una quema-D. Puedes tomarte unos días más para adentrarte y enfrentar cualquier barrera en tu digestión, desinflamar tu abdomen y reafirmar tus curvas. ¿Y si tienes más tiempo para invertir en una transformación completa de tu cuerpo? ¡Gracias! Eres mi cliente de ensueño. Tienes tiempo de hacer cualquiera de los tres planes de acuerdo con tus síntomas, incluyendo el poderoso plan de quema-H para devolver el equilibrio a tus hormonas y convertir la acumulación de grasa en quema de grasa.

Debo dejar clara una advertencia: si eliges un plan basándote en síntomas, entonces debes hacer el plan durante los días especificados, en lugar de escoger el número de días y entonces elegir un plan que se adecue a tu agenda. Por ejemplo, si sólo te identificas con la quema-H, necesitas darme esos diez días. No intentes meter la quema-H o siquiera la quema-D en un espacio de tres días. Tres días no son suficientes para que tu digestión ni tus hormonas se desatasquen, pero sí es la perfecta cantidad de tiempo para enfrentar la inflamación.

Es doble la razón de que puedas tener éxito escogiendo un plan sólo por el tiempo que dispones para dedicarle. Primero, mucha gente tiene por lo menos algún problema con cada uno de esos sistemas, y si tú tienes inflamación y alguna molestia digestiva y ciertas cuestiones hormonales, cualquiera de los planes te ayudará a mejorar y a salir del atasco. Segundo, tu cuerpo es una mezcla de estos sistemas trabajando juntos para formar un todo, ¡y ese todo eres tú! Apoyar a cualquiera de ellos con alguno de estos planes nutricionales y saludables apoyará al sistema completo, y de la misma forma a cada una de sus partes.

Sin embargo, si en verdad estás atascado, enfocarte intensamente en el sistema que te está dando más problemas, y hacerlo por el tiempo que requiere, es la forma más precisa e intensiva de desatascarte. Uso este ejemplo con mis clientes: digamos que tienes dolor. Un antiinflamatorio puede disminuir tu dolor al dirigirse a todo tu sistema, pero si tu pierna está rota, debes ir con un cirujano ortopedista para repararla.

Realizar un plan de acuerdo con tu agenda, incluso si el objetivo del plan no es un problema particular para ti, es como tomar ese antiinflamatorio. Dado que todos tus sistemas trabajan juntos como un todo, un plan que nutra a todo el sistema te hará sentir mejor de lo que te sentiste antes; pero si quieres llegar a la razón exacta y precisa por la que estás teniendo resistencia a perder peso, entonces es como tratar la pierna rota. Necesitas un especialista y necesitas el plan que trate tu problema particular, no importa cuánto tarde. ¿Le dirías a tu doctor que sólo tienes tres días para curar tu pierna rota?

Así que escoger un plan de *Quémalo* de acuerdo con tu agenda es como tomar un antiinflamatorio. Escoger un plan de *Quémalo* de acuerdo con tus problemas físicos es como visitar al cirujano. La intensidad de tus resultados depende de ti y del tiempo que estés dispuesto a dedicarte.

3. ¿CUÁNTO PESO NECESITAS PERDER?

Otra forma de elegir tu plan es basarte en la decisión de cuánto peso necesitas perder. ¿Estás un poquito atascado? ¿Muy atascado? ¿O tu peso actual está aparentemente cimentado en piedra? Si sólo quieres perder tres libras, o salir rápidamente de un nuevo atasco, haz la quema-I. Si quieres deshacerte de esas últimas cinco libras para siempre o impulsarte a través de un atasco más difícil, entonces haz la quema-D. Si necesitas perder diez libras o más, o eliminar el atasco contra el que has estado peleando durante años, entonces ve hasta el final y haz la quema-H. La razón detrás de este enfoque: los síntomas que veo en mis clientes. Usualmente, si sólo estás a tres libras de tu meta de pérdida de peso, es cuestión de inflamación o de reacción. Si padeces problemas digestivos, casi siempre tienes más de tres libras que perder, y si manifiestas desequilibrio hormonal, tu aumento de peso es típicamente de diez libras o más. Si tienes mucho más de diez libras que perder, sugiero que empieces con la quema-H, porque incluso si padeces problemas digestivos y de inflamación, equilibrar tus hormonas reparará primero tu problema mayor.

4. ¿QUÉ TIENES A LA MANO?

Cuando revises los siguientes capítulos y leas las descripciones de los tres planes con detalle, y sientas que tu cuerpo está diciendo: "ése soy yo, ése soy yo, ése soy yo" a los tres planes, pero sepas que en algún punto vas a participar en los tres, otra forma de escoger dónde comenzar es revisar tu lista de compras y ver qué tienes a la mano. ¿Tienes un jardín lleno de calabacitas o pepinos, o un limonero o un toronjil cayéndose de frutos? Cuando llegues a los planes verás que necesitarás una tonelada de limones y calabacitas para el plan de quema-I, por ejemplo, o montones de toronjas para el plan de quema-H. Escoge de acuerdo con tus sobrantes de comida y ahorrarás dinero mientras también obtienes grandes resultados con tu cuerpo.

¿Qué opinas? ¿Qué plan te llama la atención? Cada uno tiene sus mecanismos específicos para perder peso, reparar el metabolismo y sanar las distintas partes del cuerpo, y los capítulos 2, 3 y 4 tratarán con más detalle cómo los planes de *Quémalo* logran esto. Lee cada uno de estos capítulos con atención y entonces decide. De nuevo, no te preocupes sobre tomar una mala decisión; siempre puedes hacer otro plan en otro momento. Todos están aquí para ti, ahora y para el resto de tu vida.

Una vez que hayas determinado dónde quieres empezar a incinerar *tus* puntos problemáticos y hacer que tu metabolismo y tu pérdida de peso se muevan de nuevo, te llevaré a través de tu plan paso a paso, comida tras comida, día tras día. Compraremos y prepararemos todo lo que necesitas antes de comenzar. Después de eso, será fácil. Todo lo que necesitas es seguir tu plan de quema-I, quema-D o quema-H, y estarás quemando.

Una vez que hayas elegido un plan, haz espacio para él en tu vida y considéralo sagrado. Necesitas estar activo, no pasivo. Emociónate sobre lo que viene. Inspírate. Éste es un *gran evento* en tu vida, pero al contrario de ciertos eventos que puedes planear, no resultará en cinco libras más o en una resaca. Te sentirás fabuloso, así que esto vale una gran anticipación y dedicación. Pelea por esos días, cambia algunos planes y no sigas la corriente de lo que todos los demás quieren que hagas si no encaja con lo que estás haciendo para ti mismo ahora. En los siguientes tres, cinco o diez días te estarás recuperando a ti mismo. *Quémalo* no toma mucho tiempo, pero su trabajo es profundo y merece toda tu atención. Tu mundo ahora gira alrededor de él. No es negociable.

La comida es fabulosa. Las recetas son fáciles. Los licuados son deliciosos. Los tés rejuvenecen. Las sopas reconfortan. Ninguna será desagradable. No estoy interesada en obligarte a sufrir sólo para estar delgado. No soy defensora de la forma de pensar: "qué importa lo que le pase a tu cuerpo mientras estés delgado". En cambio, me enfoco en la reparación. Quiero saber qué está mal y entonces quiero arreglarlo para que tu cuerpo pueda encontrar su camino de vuelta a su peso más saludable y a la forma más bella, sin coerción ni prácticas dañinas.

Sin embargo, sí quiero que seas agresivo con la reparación. Apoya a tu cuerpo en esta vida que se te ha dado para que puedas disfrutarla con energía y pasión. Si estás atascado, quema rápida y furiosamente. Eso es lo que yo puedo hacer por ti y lo que tú puedes hacer por ti mismo.

Una vez que aprendas cómo, siempre puedes regresar a cualquiera de estos planes cuando lo necesites.

Este libro es una forma de extender mi clínica y mi experiencia profesional a ti, el lector que no puede venir a mi oficina para programar una cita. Si estás listo para quemar tu resistencia a perder peso, hacer estallar la grasa rápido, extinguir tu inflamación, eliminar tu hinchazón y moldear tu silueta, entonces entrégate a mí. Sentirás la quema y saldrás de ella ardiendo.

Tengo clientes que han estado conmigo por más de veinte años. ¿Sabes cuántos trucos tienen? Todo lo que aprendes de cualquier plan que hagas puedes usarlo como gustes cuando lo termines. Mis clientes saben casi todo lo que yo, y ahora tú eres uno de ellos. Quiero que empieces a desarrollar un repertorio para que siempre sepas cómo manejar cualquier situación. ¿Retención de líquidos? Tomas las herramientas de quema-I nuevamente. ¿Te sientes inflamado? Repasas la quema-D. ¿Hormonal? No olvides que la quema-H siempre está disponible para ti. Conserva *Quémalo* en tu vida para cuando lo necesites; inspirará y encenderá tu metabolismo para que permanezca vivo y floreciente, y quemando alimento como combustible.

Si todavía no has leído *La dieta del metabolismo acelerado*, te está esperando. Si aún no tienes *Las recetas de* La dieta del metabolismo acelerado, tienes muchas deliciosas sorpresas guardadas. Si aún no has visitado mi página web, te invito a hacerlo; pero ahora tú y yo tenemos trabajo que hacer. No tomará mucho tiempo, pero cuando estemos juntos en ello necesitamos estar *en ello*. Tu cuerpo es una máquina increíble y bajo buenas condiciones funciona bastante bien, pero ahora tienes una astilla y usaremos las herramientas quirúrgicas para sacarla tan suave y fácilmente como sea posible. Algo está limitando tu velocidad de combustión, pero no por mucho tiempo. El cuerpo que tú quieres es tan simple como los alimentos que escoges. ¿Qué necesitas para convertirte en tu versión más delgada, saludable y atractiva? Vamos a averiguarlo y a desatar tu quema.

CAPÍTULO 2

¿La inflamación provoca tu resistencia a perder peso?

B ienvenido a mi oficina. ¿Necesitas la quema-I?

Si fueras mi cliente y vinieras a mi oficina por ayuda para perder peso, pasaría los primeros cuarenta y cinco minutos de tu visita hablando de tus síntomas. Te preguntaría cómo te sientes y qué te molesta para poder ayudarte a decidir las medidas que necesitas tomar para resolver tus problemas. Cuando entras, no tengo una idea preconcebida de qué plan es correcto para ti. Éste es nuestro momento para decidir lo que está mal y cómo vas a voltear este barco.

Esto es justo lo que sucedió con un cliente a quien llamaré Jim. Él vino a mi clínica para perder peso. Quería entrar a uno de mis programas de limpieza (son planes altamente estructurados e individualizados que incorporan alimentos y mis productos, como malteadas y suplementos para una pérdida intensiva de peso). Jim es un productor de cine y he trabajado con él antes. Tuvo gran éxito en el pasado, pero admitió que había estado comiendo muchos dulces en las vacaciones y no había hecho ejercicio ni una vez. "Prácticamente no me he movido más que para alcanzar más comida", me confió.

Aunque dijo estar listo para la limpieza, miré la inflamación en su rostro y sus manos inflamadas, y dije: "Tengo una idea. Primero hagamos la quema-I". Le di las recetas para su licuado quema-I, su té quema-I y su sopa quema-I. "Prepáralas antes de tiempo y tómalas de acuerdo con este horario", le dije. "Sólo sigue el plan." Vio la lista de alimentos y dijo: "¡Puedo hacerlo! ¡Esto se ve genial!"

Tres días después, Jim era otro hombre. Ya se veía como si hubiera hecho toda la limpieza. Su sistema se había atascado por su mal comportamiento, pero seguir la quema-I aclaró todo y lo dejó listo para tener más éxito.

Así que hablemos de ti. Hablemos de lo que le pasa a tu cuerpo. A veces recibo clientes que me dicen cosas como ésta: "Bueno, mis tobillos están inflamados, pero estoy seguro de que no tiene nada que ver con mi aumento de peso" o "Me siento muy hinchado en la mañana, pero eso probablemente es irrelevante". Para mí, nada es irrelevante. Quiero que estés pensando en todo. Tú eres quien camina con tu cuerpo todo el día, todos los días. Tú eres quien está contigo 24/7. A lo largo del día, tu cuerpo te habla y te da pistas sutiles y claves para tus desequilibrios. Muchos de mis clientes vienen a mi oficina creyendo que la pérdida de peso es sobre calorías y el tamaño de las porciones y ya, pero para mí todo es una clave acerca de por qué estás atascado. Todo lo que me dices significa algo para mí.

SÍNTOMAS DE QUE NECESITAS LA QUEMA-I

Veamos tus síntomas en detalle. Piensa en todo lo que tu cuerpo te dice que no te gusta y marca todos los puntos que aplican ahora o recientemente:

- ¿Tu rostro está hinchado? ¿No encuentras tus pómulos?
- ¿Tus brazos y piernas se sienten más gruesos de lo que deberían?
- ¿Tus calcetines dejan marcas alrededor de tus tobillos?
- ¿Tienes bolsas infladas y/o círculos negros bajo tus ojos?
- ¿Te cuesta trabajo quitarte los anillos al final del día?
- ¿Tus músculos están escondidos debajo de hinchazón, edema y celulitis?
- ¿Has notado acumulación de grasa alrededor de tu espalda baja, que cuelga sobre tus pantalones?
- ¿Tus axilas se sienten gruesas y salen abultadamente de tus mangas cortas?
- ¿Tus rodillas tienen hoyuelos?
- ¿Tus extremidades se duermen?
- ¿Te ves pálido?
- ¿Estás deshidratado aunque sigas bebiendo agua?

Si marcaste más de la mitad de los síntomas, entonces incluye la quema-I en tu agenda. Si marcaste la mayoría de ellos, ¿entonces qué estás esperando?

Este plan te beneficiará de muchas formas. Hará un cambio rápido en tu rostro porque todo lo que haces está diseñado para incinerar grasa y bajar la hinchazón, que suele darse primero en el rostro. Ésta es una razón por la que un plan de tres días hará que te veas y te sientas mucho mejor. Puedes pasar de mirarte cansado a perfecto en sólo unos cuantos días.

Si sólo tienes que perder unas cuantas libras o si sólo quieres quitarle a tu cuerpo la inflamación, ésta es otra razón para hacer la quema-I. Si necesitas mostrar tus brazos y no los quieres inflados y poco firmes, puedes tensarlos con la quema-I. Si quieres verte más joven y más radiante, haz la quema-I. Si has estado reteniendo agua últimamente, si notas que puedes aumentar dos o tres libras de la noche a la mañana después de una comida rica en sal, entonces necesitas la quema-I.

OTRAS SEÑALES DE QUE NECESITAS LA QUEMA-I: TU ESTADO DE ÁNIMO

Hay otras señales más sutiles de que el plan de quema-I es para ti. En la medicina china los riñones se relacionan con la espontaneidad y la impulsividad. Éstas pueden ser cualidades tanto positivas como negativas, dependiendo de cómo las uses y cuánto control tengas sobre ellas. Puedes ser espontáneo y decidir irte de vacaciones de un momento a otro. Puedes decidir repentinamente comprar un bolso caro o hacer un cambio radical de carrera, o cortar todo tu cabello. Si estás en armonía, entonces habrá creatividad en tu espontaneidad. Puede volver tu vida encantadora y divertida, pero si estás en desarmonía tu impulsividad puede convertirse en detrimento y causar disfunción en tu vida.

Contemplo este aspecto cuando evalúo a mis clientes, pero tú puedes evaluarte a ti mismo. Si notas que estás en un estado constante de reacción, tomas decisiones apresuradas de las que te arrepientes o eres muy rápido para perder los estribos o empezar a llorar o arrancarle a alguien la cabeza, entonces puedes tener riñones estresados. Es posible que culpes a tus hormonas por este problema, pero puede ser una reacción. Si te sientes reactivo, frenético, apaleado y que no tienes todo el control sobre lo que vas a decir y hacer, entonces considera la quema-I. Me gusta decirles a mis clientes: "Si estás tomando decisiones apresuradas o si tienes salpullido en tu cuerpo, entonces necesitas hacer la quema-I". Ésta es la forma de atacar las reacciones en todos los niveles: emocional y físico.

¿LA INFLAMACIÓN PROVOCA TU RESISTENCIA A PERDER PESO?

Ahora veamos un poco más de cerca lo que en realidad sucede en tu cuerpo si la inflamación es la causa de tu resistencia a perder peso. Todo empieza con la reacción.

Tan pronto como hueles la comida, la ves, la pruebas, tu cuerpo reacciona. Incluso antes de que entres de lleno a la digestión, el primer nivel de esa reacción es inmediato. Por eso, un niño que es extremadamente alérgico a los cacahuates puede tener una reacción grave sólo con tocarlos u olerlos. Si eres alérgico a un alimento o tienes intolerancia —si a tu cuerpo no le gusta por cualquier razón—, entonces tu rostro o tu garganta pueden inflamarse, tu piel puede cubrirse de salpullido o tu estómago puede rebelarse. Es como si tu cuerpo le declarara la guerra a tu comida.

No obstante, las reacciones con la comida pueden ser mucho menos dramáticas. Come un alimento y, si eres intolerante a él, o sensible porque tienes una gran carga de toxicidad, tu sistema linfático y tus riñones tienen que filtrar todas las partes que a tu cuerpo no le gustan. O come un alimento lleno de agroquímicos o ingredientes añadidos o mal procesados, y tu cuerpo debe hacer algo con toda la basura que no puede usar. Los riñones y el sistema linfático son las estaciones centrales del proceso para neutralizar al enemigo, y son los primeros órganos importantes que reciben lo que comes. Si tu cuerpo ve ese alimento como un enemigo, en una forma dramática o sólo sutil, entonces debe rescatarte del enemigo.

Tus riñones filtran cada gota de tu sangre cada cincuenta minutos más o menos. De acuerdo con la Fundación Nacional del Riñón, al final de un periodo de veinticuatro horas tus riñones han trabajado duro filtrando doscientos treinta litros de sangre. Eso significa que la comida afecta muy rápido a los riñones, así como al sistema linfático, y nosotros también podemos impactar estos sistemas rápidamente, sólo con cambiar lo que consumimos. Una sola comida con las combinaciones correctas de micronutrientes o los alimentos equivocados que provocan una reacción en tu sistema puede afectar tu función renal en menos de una hora, para bien o para mal.

Los riñones regulan la retención de líquidos en tu cuerpo y, como sabes, filtran las toxinas de los alimentos que consumes. Si tu comida es limpia, pura y nutritiva para los riñones, todo está bien. Los riñones harán su trabajo eficientemente, con poco estrés, purgando agua y elementos que no se usen a la vejiga y hacia afuera cuando orines. Es un sistema bellísimo.

Sin embargo, si tu comida está muy procesada o contiene elementos tóxicos, como agroquímicos, o si bebes alcohol, entonces tus riñones tienen que trabajar más duro. De hecho, incluso diría que van a batallar. Con el tiempo, una dieta pobre y otras exposiciones a tóxicos, junto con otras influencias que reducen la desintoxicación, como el estrés crónico, pueden aumentar la acidez del cuerpo y abrumar los riñones (en especial si no reciben refuerzos, como un combustible de buena calidad, de los micronutrientes en los alimentos). Bajo condiciones así, los riñones bajan su ritmo y no son tan efectivos. Mientras baja la eficiencia en el proceso renal todas esas toxinas que normalmente saldrían a tiempo empiezan a juntarse y a incrementar su concentración, amenazando tus defensas.

Bajo estas condiciones, a tu cuerpo le suceden tres cosas:

1) Tu sistema linfático, que es el sistema de drenaje de tu cuerpo, ya no drena y retiene líquidos para diluir la concentración de toxinas en tu cuerpo, que son las causantes de tanto problema. Entre más diluidas están, menos daño pueden hacer, pero toda esta retención de líquidos hace que te infles como un globo.

2) En respuesta al aumento de toxicidad y acidez, tu cuerpo activa una inflamación general. La inflamación normalmente es un mecanismo de defensa. Estimula la curación, como cuando te lastimas. Sin embargo, demasiadas toxinas en tu sistema, acidez (pH bajo en tus tejidos) y estrés pueden causar inflamación crónica a largo plazo, la cual es destructiva. Cuando tu cuerpo presiente una sobrecarga de material tóxico, una acumulación de fluidos y

una inflamación del sistema, se programa para enviar una llamada de auxilio que dice: *dejen de quemar grasas*. Dado que las toxinas se guardan por lo general en las células grasas, quemar grasa libera todavía más toxinas al sistema. Esto sucede todo el tiempo y normalmente tus riñones pueden lidiar con ello; pero si el sistema ya está sobrecargado —si ya estás en guerra internamente—, entonces tu cuerpo no quiere empeorar la situación quemando más grasas.

3) Ahora que tu cuerpo contiene niveles más altos de desechos de lo que debería, reacciona enviando rápidamente los desechos a donde hagan menos daño: directo a tus células grasas. Al mismo tiempo, tu cuerpo envía otro mensaje: *construyan más células grasas*. Son los depósitos de las toxinas que los riñones no han podido procesar ni eliminar todavía, y entre más toxinas tienes, más células grasas necesitas.

Así que en este punto tendrás signos de acumulación de fluidos. Estás reteniendo líquidos, tu rostro se ve más hinchado, tus pómulos desaparecen, tus tobillos se inflaman, tus calcetines dejan marcas en tus piernas, tus manos se ven más grandes y es más difícil meter y sacar tus anillos. También puedes acumular fluidos alrededor de los nodos linfáticos, tus rodillas se hinchan, tus axilas se ven gordas y también se inflaman tus mejillas, así que tu rostro pierde definición.

También empezarás a guardar grasa subcutánea en lugares específicos. Puedes tener bolsas de grasa bajo los ojos, bolsas de grasa detrás de tus rodillas y bolsas de grasa alrededor de tu espalda baja: esa grasa que cuelga en la parte de atrás de tus jeans. Incluso puedes tener hoyuelos de celulitis en tu estómago. La "grasa del riñón", como yo la llamo, ya que la disfunción renal es la raíz de este tipo particular de acumulación de grasas, es blanda y con hoyuelos porque está justo debajo de la piel.

Básicamente, lo que sucede aquí es que tu cuerpo está buscando pequeños lugares donde almacenar grasa, para que pueda guardar esas toxinas donde no dañen tus órganos vitales, hasta que los riñones trabajen de nuevo. Si no haces algo para revertir este proceso, la celulitis sólo seguirá aumentando y tu cuerpo se volverá cada vez más resistente a deshacerse de ella.

Los efectos de la inflamación serán evidentes también. Tu piel se verá rojiza y áspera. Puedes desarrollar círculos oscuros bajo tus ojos, exagerados por esas bolsas nuevas de grasa. Te verás cansado, incluso demacrado, y definitivamente mayor.

Así que, ¿qué harás al respecto?

LA QUEMA-I: CONTROLA LA INFLAMACIÓN

Si estás leyendo todo esto y gritando: "¡Sí, sí, sí!", entonces necesitas una intervención, y la más adecuada para tu situación es la quema-I. Es una transformación total del cuerpo en tres días. Bajarás la inflamación de tu rostro, extremidades, axilas, rodillas y espalda relacionada con el almacenamiento de toxinas en tus tejidos. Desecharás los líquidos que tu cuerpo ha estado acumulando y eliminarás la grasa subcutánea conocida como celulitis. En sólo tres días te verás más ligero, delgado y joven. ¿Y los atascos? Un recuerdo lejano.

LO QUE CONSEGUIRÁS CON LA QUEMA-I

Veamos ahora lo que sucederá cuando hagas la quema-I para motivarte y que hagas todo lo que necesitas para cambiarte. La quema-I está dirigida a la reacción de tu cuerpo con la comida al nutrir y restaurar los órganos y los sistemas que eliminan toxinas: tus riñones, sistema linfático y vejiga. Recuerda, tus riñones filtran toda la sangre de tu cuerpo en poco menos de una hora; eso significa que pueden lograr mucho en tres días. Es una eliminación de toxinas a alta velocidad, diseñada para reducir edemas y escarbar la celulitis, con una pérdida de peso rápida y efectiva como resultado. Puedes perder hasta tres libras en tres días. De igual manera:

- Crearás una reacción de excreciones, lo que significa que tu cuerpo empieza a eliminar toxinas en lugar de guardarlas. Si se dejan circulando, estas toxinas pueden aumentar la acidez en el cuerpo y avisarle que pare el metabolismo de la grasa y fabrique más células grasas para guardar toxinas.
- Hidratarás tu cuerpo para diluir toxinas y ayudarás a los riñones a trabajar con mayor facilidad para eliminarlas en lugar de construir células grasas donde guardarlas.

- Inundarás tu cuerpo con micronutrientes de alimentos amargos para el riñón, como betabeles y berros, y alimentos blancos, como pera asiática y col, así como hierbas, especias, tés y licuados termogénicos específicos.
- Harás tu cuerpo más alcalino. Un pH estable aumenta la velocidad con que el cuerpo metaboliza o quema los alimentos. En la quema-I, los niveles intensos de enzimas activas y fitonutrientes de las grandes porciones de frutas y verduras crudas impactarán positivamente el pH de tu cuerpo.
- Te dará bajas cantidades de fuentes de proteína fácil de digerir a lo largo del día, en su mayoría nueces, semillas y leguminosas (preferentemente crudas y con brotes), así como pequeñas cantidades de proteínas animales cocidas, limitadas a pavo y huevos, y pescado (de preferencia crudo). Sin embargo, considera que *nunca tienes que comer* proteína animal en este plan. Puedes ser completamente vegetariano o vegano en la quema-I.

Con la quema-I atacarás la grasa subcutánea (celulitis y edema), estabilizarás el pH de tu cuerpo y reducirás la inflamación. Rápidamente alisaremos los grumos protuberantes, desinflaremos la hinchazón, relajaremos las bolsas bajo tus ojos, regresaremos tus manos y pies a su tamaño normal, y encenderemos tu brillo. De ninguna manera te quedarás atascado una vez que logremos estos cambios significativos en tu cuerpo.

POR QUÉ PERDERÁS PESO CON LA QUEMA-I

Tres días no suenan suficientes para una pérdida significativa de peso. ¡Oh, pero lo son! Porque la reacción de los riñones a los alimentos es tan rápida que tres días es mucho tiempo para nutrir y apoyar ese sistema. Mientras te enfocas en el sistema linfático con los alimentos y las prácticas de este plan, el líquido fluirá nuevamente para que pueda dejar las células grasas en el torrente sanguíneo y así el riñón las filtre y la vejiga las deseche. ¡Adiós celulitis!

Perderás peso porque vamos a apagar las señales que le dicen al cuerpo que deje de bajar de peso: inflamación y acidez. Cuando disminuyas la acidez estabilices el pH y diluyas toxinas con una hidratación profunda, disminuirás la inflamación, aumentarás el flujo sanguíneo hacia la grasa subcutánea y activarás el sistema linfático para sacar las toxinas de la grasa hacia el torrente sanguíneo, donde los riñones pueden filtrarlas y la vejiga expulsarlas. Esto le dice a tu cuerpo que está bien empezar a quemar grasa de nuevo, lo que implica una pérdida de peso en serio.

Esos anillos que dejan los calcetines en tus tobillos, los anillos atascados en tus dedos, ese rostro inflado, esas bolsas en los ojos, no son síntomas aislados. Te están diciendo algo. Son llamadas de auxilio de tu cuerpo. No soy la única que te dice que tu pH está desbalanceado, tus toxinas se acumulan, tus riñones no son eficientes y que tienes inflamación; todo esto te está hablando directamente. Tus anillos, tus calcetines y tu rostro te dicen que necesitan ayuda para desintoxicarte. Si te encuentras en un estado de inflamación y reacción, tu cuerpo te está diciendo que has tenido suficiente apoyo para desintoxicarte. Tu cuerpo pide la quema-I y necesitas tomar el control y mandar a empacar esas bolsas bajo tus ojos.

TU PLAN QUEMA-I: QUÉ ESPERAR

Ahora puedes estar pensando: "Los escucho, calcetines. Los escucho, anillos. Las escucho, bolsas en los ojos. ¿Pero cómo quemo el problema?" Estoy aquí para decirte cómo.

Ésta es tu misión: necesitas reducir la reacción de tu cuerpo para que puedas eliminar toxinas más eficientemente. Esto le demostrará a tu cuerpo que ya no necesita guardar grasa y que puede empezar a quemarla de nuevo. Aumentarás tu velocidad de combustión, y éstas son tus herramientas. Cada una apoya, nutre y facilita la función de los riñones, el sistema linfático y/o la vejiga. Todas son requerimientos del plan de batalla de tu quema-I. Lo que hacemos aquí es complejo y dejar de usar cualquiera de estas herramientas puede dejar un área vital sin soporte y convertirse en un factor que limite la velocidad de tu pérdida de peso. Para la victoria más completa y espectacular, no te saltes nada.

Comerás cinco veces al día, así que no tendrás hambre y estarás dándole a tu cuerpo todo lo que necesita para deshacerse de todo lo que tú no quieres.

Veamos de cerca cada componente de la quema-I:

Licuado de quema-I: Empezarás cada día con este delicioso licuado de moras azules y arándanos, pepino y lima, nueces y rico aguacate. No creerás lo bien que sabe y lo bien que comienza tu día. El propósito del licuado de quema-I es estabilizar tu pH bajando la acidez y por tanto reduciendo la inflamación, para que tu cuerpo deje de enviar la señal de conservar grasas, fluidos y peso.

Té de quema-I: Beberás este té a lo largo del día, saboreando lo cítrico del limón con sabores sutiles en el trasfondo, de perejil y semillas de apio, y su toque de pimienta de Cayena para hacer que tu metabolismo se mueva. Su propósito principal es diluir toxinas, lo que reducirá los efectos de la inflamación y promoverá el desecho rápido y eficiente de esas toxinas para sacarlas de tu cuerpo.

Sopa de quema-I: Consumirás esta sopa por lo menos dos veces al día. Rica en tubérculos, camotes amarillos, champiñones y verduras de hoja verde, esta sopa nutre intensamente los riñones, el sistema linfático y la vejiga, al proveer micronutrientes que los apoyan.

Recetas de quema-I: Utiliza las recetas de quema-I del capítulo de recetas para comidas y cenas, y añádelas a tu sopa y a tu té en cada una de estas comidas. Están diseñadas estratégicamente, con combinaciones termogénicas particulares de hierbas y especias para incrementar el flujo sanguíneo hacia la grasa subcutánea. Esta vasodilatación intensa es como entrar y agarrar esa grasa y ese exceso de líquido de tus tejidos para que puedas desecharlos, pero lo haces simplemente con comidas deliciosas, como ensalada de col y humus, verduras horneadas sobre "pasta" de calabacitas y ensalada mexicana.

Agua: En la quema-I beberás la tercera parte de tu peso en decilitros de agua al día. Ésta es un arma crucial porque diluir es la solución a la contaminación. Una hidratación profunda aligera la carga de los riñones al diluir las toxinas.

Refuerzos de éxito de quema-I: Los refuerzos de éxito son terapias de apoyo que utilizo en mis clínicas y que he sacado de diferentes sistemas a lo largo de mis años de estudio. Incluyen opciones de ejercicio, así como hierbas, tés, terapias, refuerzos fáciles y otros más intensos.

VE POR TU CALENDARIO

Si éste es el plan para ti, literalmente ve por tu calendario ahora, ya sea el calendario de pared de la familia, tu agenda o tu teléfono. Lo que sea que utilices para llevar cuenta de los pendientes en tu agenda, tómalo y revisémoslo.

Es muy importante que hagas un compromiso de tiempo para tomar tres días y hacer todo en el plan. Haz espacio. Cancela compromisos que sepas que van a interferir. Encuentra el tiempo y comprométete. Hablo en serio. ¿Agendarías una cita para comer el día de tu boda, o una noche con amigos cuando tu gran presentación en el trabajo es a primera hora de la mañana? No, tienes prioridades, y *Quémalo* es tu prioridad ahora.

Incluso si consideras que la quema-I es para ti, lee los siguientes dos capítulos sobre las condiciones y las situaciones que hacen la quema-D o la quema-H más apropiadas. Quiero que empieces en el mejor lugar para ti ahora. Si en verdad estás seguro de que quieres empezar con la quema-I, ve directo al capítulo 5 y empieza de inmediato.

CAPÍTULO TRES

¿La digestión provoca tu resistencia a perder peso?

Si vinieras a mi oficina preguntándote sobre la quema-D o si lo primero que me comentaras sobre ti fuera alguna clase de malestar digestivo, te sentaría y hablaríamos sobre tus síntomas, así como lo hicimos al evaluar la quema-I. Esta vez buscaría diferentes formas en que se manifiesta tu resistencia a perder peso. Ya que la quema-D tiene que ver con la membrana mucosa, en términos tanto de digestión como de respiración, buscaría síntomas relacionados con esos sistemas, pues puede ser potencialmente relevante para nuestro análisis acerca de si necesitas la quema-D.

Sin embargo, a veces los problemas digestivos y/o respiratorios no son la primera dificultad que surge. A menudo, el problema es el atasco. Eso sucedió con mi cliente Jean. Cuando conocí a Jean pesaba 208 libras, que era demasiado para sus 5 pies y 5 pulgadas de altura. Me dijo que había perdido peso y bajado a 165 libras varias veces en su vida, pero ahí era donde siempre se atascaba. Evalué su situación y la puse con la DMA *(La dieta del metabolismo acelerado)* porque después de años de dieta crónica su metabolismo necesitaba una reparación mayor. Oh maravilla, bajó hasta 165 libras, pero entonces, sin ninguna razón aparente, dejó de perder peso. El atasco había asomado su horrible cabeza otra vez. Siguió brincando entre 167.5 y 164.9, pero no podía romper la barrera. Se sentía increíble, su cabello se veía fabuloso, tenía toneladas de energía y estaba enamorada de esta forma de comer, pero no podía entender por qué se había detenido cerca del peso que siempre pensó que debía tener: 145.

Entonces mencionó algo que me dio una idea. Estaba teniendo algunos problemas digestivos, como inflamación después de comer. Quizá ese atasco era causado por una falla en su digestión. Me di cuenta de que Jean necesitaba *Quémalo* para romper con este difícil atasco, así que decidimos que debía hacer la quema-D.

Después de cinco días, Jean reportó que la inflamación había desaparecido y empezó a perder peso de nuevo. Había entrado nuevamente en la modalidad de pérdida de peso, así que la regresé a la DMA. Comenzó a perder peso rápidamente después de eso. Justo la semana pasada, Jean me llamó para contarme que su báscula al fin había llegado al número mágico. Ahora pesa 145 libras y está exactamente donde siempre supo que debería estar.

SÍNTOMAS DE QUE NECESITAS LA QUEMA-D

Ahora es tu turno. Veamos más de cerca los síntomas que has tenido últimamente. Piensa en lo que tu cuerpo te está diciendo. ¿Cuáles son los mensajes sutiles (o no tan sutiles)? ¿Alguno de ellos está en la siguiente lista? Marca todo lo que se aplique ahora o recientemente.

- ¿Está inflamado tu abdomen? ¿Notas inflamación después de comer?
- ¿Estás teniendo más gases de lo usual, o en una cantidad que te parece excesiva? (Toda la gente tiene gases, pero no deberían molestarte todo el día.)
- ¿Estás constipado o tienes episodios de diarrea, o alternas entre constipación y diarrea?
- ¿Has sido diagnosticado con síndrome de intestino irritable (SII) o tienes lo que consideras un "estómago nervioso"?
- ¿Tienes acidez o indigestión una vez a la semana o más seguido?
- ¿Tu inodoro parece tazón de ensalada, con comida sin digerir visible en tu excremento?
- ¿Tus reservas de grasa se sienten duras y densas? ¿Tu estómago sobresale o tienes lonjas gruesas alrededor de tu cintura?
- ¿Sientes como si tuvieras una colcha gruesa y pesada de grasa por todo tu cuerpo, que no debiera estar ahí, como si el "tú real" fuera definitivamente más pequeño de lo que aparentas ahora?

- ¿Tienes neblina mental o fatiga?
- ¿Tienes pequeñas protuberancias blancas atrás de tus brazos?
- ¿Tu piel se rompe o parece arrugada y vieja?
- ¿Tienes mucosa en la parte de atrás de tu garganta, o escupes flemas? ¿Sientes congestión crónica en tus fosas nasales o pulmones?
- ¿Tu lengua tiene encima una capa blanca y gruesa?

Si marcaste alrededor de la mitad de estos síntomas, entonces necesitas hacer una cita con tu tracto digestivo. Si marcaste casi todos, tu membrana mucosa definitivamente está tratando de llamar tu atención.

Si quieres sentirte realmente bien en tu propia piel, moverte con más facilidad y conquistar tu estómago plano, entonces es hora de la quema-D. Si quieres salir de un atasco y de esa capa extra de grasa que te hace sentir más grande de lo que en realidad eres, es hora de la quema-D. Si necesitas despejar tu mente, tus pulmones y tu colon, entonces definitivamente es hora de la quema-D. Si te sientas a cenar con un estómago plano y te levantas de la mesa aparentando tres meses de embarazo, entonces la quema-D es el plan para ti.

OTRAS SEÑALES DE QUE NECESITAS LA QUEMA-D: TU ESTADO DE ÁNIMO

Hay muchas señales físicas que deletrean: "¡quema-D por favor!", pero otros síntomas son más sutiles, aunque igual de urgentes. En muchas filosofías médicas, en particular en las filosofías orientales, como la medicina china y ayurvédica, lo que sucede en tu cuerpo puede reflejarse en tus emociones. He visto que la gente que necesita la quema-D suele tener ciertas señales de enojo. Si te sientes atascado o paralizado, o si tu mente se siente espesa o lenta, como si tuvieras flemas mentales, significa que tus sistemas digestivo y respiratorio necesitan atención. El plan de quema-D es justo para esto. Si te encuentras tomando una postura necia, dura y severa en cosas que normalmente no te importarían tanto, también es señal de que necesitas la quema-D. Cuando no sientes un aliento vital en ti porque te sientes nublado, gordo, fatigado; si has tenido que soltar las tiras de tu sostén últimamente; si tus pantalones te cortan la circulación; si sientes que has pasado de bailarín de ballet a jugador de futbol americano, o si sólo te sientes atascado y paralizado, entonces definitivamente necesitas la quema-D.

¿LA DIGESTIÓN PROVOCA TU RESISTENCIA A PERDER PESO?

Si parece que la quema-D podría ser el plan para ti, quiero que comprendas lo que en realidad está sucediendo en tu cuerpo ahora. Todo comienza con la membrana mucosa.

Cuando comes, los alimentos comienzan un viaje hasta lo más profundo de tu cuerpo. Tu primera exposición a la comida puede causar inflamación, y cuando esto sucede, por lo general sospecho que la quema-I es necesaria porque es un plan de acción rápida. Después de tu reacción inicial a la comida, mientras comienzas a digerirla y tu cuerpo empieza a asimilar los nutrientes, puede experimentar otros problemas. Éstos se relacionan principalmente con el contacto de los alimentos con la membrana mucosa.

Tu tracto gastrointestinal es un camino largo y ventoso por todo tu cuerpo, cubierto por esta membrana mucosa. El tracto digestivo comparte esta membrana con el sistema respiratorio, así que lo que cubre tus intestinos también cubre tus pulmones. En muchos sistemas de salud, tanto en las tradiciones orientales como en las occidentales, el sistema digestivo y el sistema respiratorio están ligados física y energéticamente, e incluso se consideran un solo sistema. Esto es porque lo que impacta la membrana mucosa tiende a impactar el tracto gastrointestinal y el sistema respiratorio. Veo este nexo en mi clínica con frecuencia; por ejemplo, es común que gente con asma padezca constipación.

La interacción entre la comida y tu membrana mucosa no es tan rápida como la interacción entre la comida y tus riñones. Mientras que los riñones filtran toda tu sangre sólo en una hora, puede tomar un promedio de cincuenta horas, o hasta cinco días en algunos casos, desde que ingeriste la comida hasta que la deseches. Eso significa que los alimentos están en contacto con tu membrana mucosa durante mucho tiempo. Algunas personas son más eficientes en esto que otras. Las mujeres suelen tomar más tiempo para digerir la comida que los hombres, por ejemplo.

Sin embargo, considero que la gente que experimenta atascos en su pérdida de peso no digiere la comida tan eficientemente como podría hacerlo. Los alimentos están en contacto con la membrana mucosa más tiempo del necesario y eso se traduce en más tiempo para que algo salga mal.

Piensa en la membrana mucosa como el cadenero de tus intestinos y pulmones. Ella decide quién entra y quién sale, y quién no va a volver. Cuando comes, los micronutrientes entran en el torrente sanguíneo a través de la membrana mucosa, porque ésta lo permite. La única forma en que los nutrientes puedan entrar en tu sistema es si los inhalas o los consumes (a menos que sean inyectados) porque la membrana mucosa dirige esta interacción entre intestinos, pulmones y torrente sanguíneo. La membrana mucosa también juega un papel activo en la digestión, secretando enzimas que te ayudan a digerir la comida y creando un hogar confortable para bacterias benéficas que también ayudan con la digestión y la función inmune.

Cuando algo sale mal con la membrana mucosa, sin embargo, sucede toda clase de cosas malas dentro de ti. Si el "cadenero" deja la puerta abierta, sustancias alimenticias, especialmente proteínas, pueden entrar al torrente sanguíneo, donde no deberían estar, causando alergias extrañas e incluso una enfermedad autoinmune (conocida como *síndrome de intestino permeable*). Alérgenos y patógenos pueden entrar en el tracto gastrointestinal o en los pulmones, donde no deben estar, causando enfermedades gastrointestinales o respiratorias. Sin un cadenero que vigile, un club de moda puede convertirse en un bar de paso, y sin una membrana mucosa sana y funcional, tu cuerpo puede convertirse en un desastre metabólico.

Cuando éste es un problema crónico, durante un periodo de más de dos o tres semanas, el cuerpo empieza a responder desarrollando grasa amarilla, dura y sólida, que suele acumularse en el torso, provocando una imagen de torso ancho o un abdomen grande y sólido, como bola de boliche. Algunas veces, el efecto es como una colcha pesada de grasa sobre todo tu cuerpo. Ésta no es grasa celulítica blanda, con bolas y hoyuelos. Es grasa amarilla, gruesa y dura, y puede crear lonjas duras que no se mueven y parecen añadidas permanentemente a tu estructura corporal. Algunas veces también verás grasa sobre tu pubis. Cuando las tiras de tu sostén de pronto están demasiado apretadas o tus pantalones están cortando tu cintura, o tu camisa se siente apretada en lugares donde no lo estaba antes, o sólo te sientes más pesado, lento, duro y paralizado por completo, es señal de disfunción de la membrana mucosa. Puedes ver tus rasgos usualmente delgados en el espejo y sentir de pronto que pareces gordo por todas partes. Una de mis clientas me dijo que, desde que subió de peso, le preocupaba "verse como un hombre".

Cuando ésta es tu situación interna, por lo general tu digestión no trabajará correctamente. Tu cuerpo empieza a acumular toxinas en el tracto gastrointestinal y las bacterias benéficas son superadas por las bacterias patógenas. La función del sistema inmune puede suprimirse y la producción de enzimas que ayudan a digerir el alimento y acceder a la grasa guardada se hace más lenta o se detiene. Finalmente, tu cuerpo lanza una llamada de emergencia: ¡sobrecarga de toxinas! ¡No quemen grasa! ¡Guárdenla, guárdenla, guárdenla!

El cuerpo está diseñado para protegerse a sí mismo de las toxinas, y debe guardar cualquier exceso de ellas en algún lado. Lo que debe suceder es que las toxinas solubles en grasa se procesen y se eliminen a través de los intestinos. Si tus intestinos están trabajando sin problemas, el cuerpo recibe el mensaje de que todo está bien y no hay necesidad de guardar grasa. De hecho, es genial empezar a quemarla para obtener energía. Si padeces constipación intestinal esto resulta en un depósito de emergencia de toxinas solubles en grasa. La decisión de quemar o guardar depende de la integridad de la membrana mucosa y del movimiento, o la falta de movimiento, del tracto gastrointestinal.

La disfunción de la membrana mucosa también puede causar constipación en tu sistema respiratorio. Puedes empezar a acumular flemas en tu garganta y tus pulmones. Las flemas son una protección contra invasores, como virus, bacterias y alérgenos, que pueden colarse cuando tu membrana mucosa no está trabajando. Producimos flemas para rodear estas sustancias extrañas y sacarlas del cuerpo. Sabrás si tu membrana mucosa produce flemas no sólo porque te sientas congestionado, sino porque verás mucosidad en los intestinos y tu escusado parecerá aceitoso. Ésta es la señal de que hay villanos por ahí, causando problemas. Los quieres fuera, pero no es suficiente con deshacerte de las flemas. Deshazte del problema de la membrana mucosa y la producción de flemas se arreglará sola.

La conclusión es que si tu membrana mucosa está funcionando mal, la digestión y la respiración se congestionarán, ocasionando problemas desde dolores estomacales hasta dolores en las articulaciones, y tu cuerpo puede transformarse en algo que ni siquiera reconozcas. Si no haces algo al respecto, una función digestiva pobre puede causar, con el tiempo, serios atascos en la pérdida de peso, por grasa que es muy difícil de cincelar, por lo menos con dietas comunes.

LA QUEMA-D: CONTROLA LA DIGESTIÓN

Cinco días dedicados a cualquier cosa son increíblemente poderosos. ¿Puedes imaginarte tener toda una semana laboral para enfocarte intensamente en alguna tarea, con todo el apoyo que necesites y todo en su lugar? Te sorprendería lo que puedes lograr con tu cuerpo tan sólo en cinco días. En cinco días perderás pulgadas de tu abdomen, nalgas, caderas y muslos. Te olvidarás de la inflamación abdominal y escarbarás esa grasa pesada y gruesa que cubre tu cuerpo.

En menos de una semana podemos tener acceso y empezar a digerir grasa histórica: ya sabes, la grasa que ha estado colgando de la parte de atrás de tus muslos desde los años ochenta. Al pulir y sanar tus sistemas digestivo y respiratorio sacarás grasa a través de tus intestinos y fuera de tu vida. Has estado atascado, pero los atascos deben ser cortos y olvidarse pronto. Dame cinco días y tomarás esa grasa amarilla como combustible, y a quemar, cariño, a quemar.

LO QUE LOGRARÁS CON LA QUEMA-D

La quema-D se enfoca en la digestión de tu cuerpo y en la asimilación de los alimentos al calmar y sanar la membrana mucosa. Estimularás las enzimas digestivas correctas para que no sólo degrades los alimentos que consumes, sino para que digieras y elimines el exceso de grasa que cargas contigo. En la quema-D te concentrarás en derretir toda la banda de cadera-abdomen-nalgas que rodea tu cuerpo. También desalojarás los pulmones, al mismo tiempo, para sentirte completamente nítido y ligero. Todo el desperdicio que has estado guardando se procesará y se eliminará rápida y eficientemente. Puedes perder hasta cinco libras en cinco días haciendo este trabajo. De igual manera:

- Promoverás las bacterias intestinales sanas; esto reducirá la inflamación e hinchazón abdominal. Cuando los villanos entran en tus intestinos, tu cuerpo empieza a guardar grasa. Vamos a sacar a la gentuza.
- Te enfocarás en la grasa amarilla, que es la grasa dura y densa a la que le gusta colgar de tu abdomen y torso. Ayudarás a tu cuerpo a producir las enzimas que necesitas para penetrar esta grasa difícil y gruesa, y que tu cuerpo pueda eliminarla.
- Acelerarás la eliminación de grasa degradada. Lograrás esto al facilitar la acción del sistema digestivo a través de alimentos, hierbas y especias específicas, sobre todo verduras cocidas, proteínas y almidones, y fruta cocida, especial para activar el tracto gastrointestinal y hacer que se muevan las cosas.
- Nutrirás el sistema digestivo con los micronutrientes intensivos del limón, el pepino, la calabaza, las semillas de chía, la coliflor, los ejotes, los espárragos y la col. Todos apoyan la degradación de los alimentos y de la grasa.
- Fortalecerás y nutrirás los pulmones con micronutrientes de apoyo de la canela, el orozuz, la menta y el jengibre, y otras prácticas que promuevan una limpieza más profunda de toxinas en el tracto respiratorio.

Con la quema-D no sólo notarás una digestión más fácil y menos problemas digestivos, sino la ausencia de inflamación y una capacidad para respirar mejor y más profundo. También adelgazarás notablemente mientras reclamas tu silueta pequeña y disfrutas de nueva energía. ¿Y la báscula? Reflejará una cifra más feliz.

POR QUÉ PERDERÁS PESO CON LA QUEMA-D

Desaparecer los gases, la constipación y la inflamación puede hacerte *sentir* como si hubieras perdido cinco libras, pero con la quema-D harás mucho más por tu cuerpo que sólo mover el desperdicio a través de él de manera oportuna. Cuando consumes alimentos, tu cuerpo los degrada. Cuando tocan la membrana mucosa en tu tracto digestivo deben activar una reacción de eventos en cadena. La presencia de alimento activa tu membrana mucosa para excretar las enzimas apropiadas para la digestión y el metabolismo de las grasas, y las bacterias benéficas en tu intestino deben ayudar a digerir y a procesar tu comida. Tu membrana mucosa debe absorber nutrientes de tu comida y liberarlos selectivamente a tu torrente sanguíneo, y entonces el desperdicio que no usas debe moverse hacia la puerta de atrás (por decirlo de alguna manera).

Si esto no está funcionando, tu cuerpo ha acumulado esa capa pesada de grasa densa porque tu membrana mucosa está dejando entrar a los villanos (como toxinas y partículas de comida), y dejando fuera a los buenos (como nutrientes y bacterias intestinales benéficas). Los problemas digestivos, como gases, inflamación, constipación y diarrea, son síntomas de esta disfunción. Cuando la remedies con intenso apoyo digestivo, tu cuerpo dejará de guardar grasa para controlar toxinas y empezará a quemar grasa como combustible. Tu cuerpo estará preparado para usar esa grasa y manejar el desecho de toxinas efectiva y eficientemente.

En la quema-D no sólo ayudarás al tracto digestivo a vaciarse después de haber estado paralizado, sino que proveerás a tu cuerpo de todo lo que necesita para digerir los alimentos propiamente, nutrir tu membrana mucosa y repoblar tus intestinos con bacterias benéficas.

Ésta es la razón de que la quema-D sea una de mis formas favoritas para salir de atascos históricos. Si has perdido peso muchas veces en tu vida y siempre te atascas en el mismo lugar, entonces intenta convertirte en un quemador-D para, por fin, abrirte camino y dejar atrás esa persistente cifra en la báscula, que ya se siente como una vieja "amiga". Es fabuloso para quienes sienten que no están digiriendo realmente o degradando los alimentos que consumen.

Tu cuerpo tiene muchas formas de pedir ayuda. Gases, inflamación, constipación, diarrea, calambres e indigestión son llamadas obvias para la quema-D. También los virus, los resfriados y las flemas, así como la neblina mental, la inmovilidad y la inflexibilidad tanto de mente como de cuerpo. Cuando tu cuerpo no puede procesar sus propios desechos o escarbar en sus propios depósitos de grasa, necesita la quema-D. Necesita tu ayuda.

Te daré todas las herramientas que necesitas, tu soplete metafórico. Nos encargaremos de esa vieja grasa cansada, ¡sólo espera y verás!

TU PLAN DE QUEMA-D: QUÉ ESPERAR

Si tu estómago ruidoso y tus pulmones llenos de flemas te están hablando, necesitas saber qué hacer, así que hablemos exactamente de lo que sucederá si decides embarcarte en la quema-D. Calmarás tu membrana mucosa, aumentarás la quema de grasa amarilla y calentarás tu cuerpo para romper tus atascos de pérdida de peso. Cada herramienta, cada alimento medicinal, cada componente es crucial y esencial. Necesitas apoyar cada parte de este proceso para una pérdida máxima de peso, y todas estas herramientas trabajan juntas, así que perderte una pequeña parte del proceso puede limitar tu avance. ¡No te saltes nada!

Comerás cinco veces al día, cada día, y todas las comidas y los refrigerios son abundantes y deliciosos, así que no necesitarás más. En cambio, te sentirás nutrido y apoyado, y verás qué rápido tu cuerpo empieza de nuevo a trabajar como debe hacerlo.

VEAMOS DE CERCA CADA COMPONENTE DE LA QUEMA-D.

Licuado de quema-D: Tu licuado de la quema-D, con semillas de calabaza, semillas de chía, limón, manzana verde, albahaca fresca y pepino, te pondrá en la dirección correcta cada día. Su propósito es promover la secreción de las enzimas digestivas que degradarán específicamente la grasa amarilla.

Té de quema-D: Beberás el té de la quema-D a lo largo del día, con el desayuno, la comida y la cena. Amarás este té dulce hecho con canela, jengibre, menta, orozuz y linaza. La función principal de este té es estimular el movimiento intestinal. Estamos buscando de uno a tres movimientos intestinales grandes, bien formados a lo largo del día. No estarás corriendo al baño inesperadamente.

Sopa de quema-D: Comerás esta sopa por lo menos dos veces al día, como refrigerio en la mañana y en la tarde, además de cualquier otro momento que desees. Está cargada con micronutrientes que nutren, calman y sanan la membrana mucosa, además de que tiene un tono picante, lleno de verduras de hoja verde, jitomate, col y tanto chile jalapeño como gustes.

Recetas de quema-D: Las recetas de la quema-D son para que prepares tus comidas y tus cenas. Están todas en el capítulo de recetas y están formuladas con combinaciones termogénicas específicas de alimentos, hierbas y especias que licuan la dura grasa amarilla y la llevan al torrente sanguíneo para que pueda salir del cuerpo. Disfrutarás platillos deliciosos que son fáciles de preparar, como chili de lentejas, pastel de carne, tazón de carne de res y brócoli, y salmón con hinojo.

Agua: El agua es esencial para todas las quemas-D porque mantiene hidratados los intestinos para que todos los elementos tóxicos recién liberados y la antigua grasa histórica puedan irse rápidamente por la puerta de atrás. Una membrana mucosa saludable también debe permanecer bien hidratada, ¡así que a beber!

Refuerzos de éxito de la quema-D: Estos remedios naturales, holísticos, de sistemas de salud de todo el mundo son catalizadores efectivos para todo lo que queremos lograr en la quema-D. Cada uno hace algo un poco diferente, pero todos, ya sea que promuevan o intensifiquen la producción de enzimas, aceleran la curación de la membrana mucosa en todo el cuerpo o ayudan a los intestinos a purgar y a eliminar. Estos refuerzos de éxito también están diseñados para aumentar el flujo sanguíneo muy adentro de esa grasa pesada e incrustada, para llevar los micronutrientes que emulsionarán la grasa y la llevarán al torrente sanguíneo para ser desechada. Obtendrás una explicación completa de todos los refuerzos de éxito de la quema-D y cómo prepararlos en el capítulo 8.

VE POR TU CALENDARIO

Es momento de hacer un compromiso y hacerlo oficial. Marca los cinco días en tu calendario ahora, para que puedas comprometerte y agendar otros compromisos alrededor de ellos. Debes tomar estos cinco días como sagrados y hacer todos los componentes para efectuar un cambio real en tus sistemas digestivo y respiratorio, y terminar tu atasco en la pérdida de peso. Haz de la quema-D tu prioridad.

Bueno, ¿qué opinas? ¿La quema-D es para ti? Lee el siguiente capítulo para ver si la quema-H será todavía más benéfica para ti ahora. O, si ya sabes y estás completamente seguro de que la quema-D es para ti, ve al capítulo 6 y empieza ahora.

CAPÍTULO CUATRO

¿Las hormonas provocan tu resistencia a perder peso?

Toma asiento y cuéntame acerca de tus hormonas. No espero que conozcas todo sobre ellas en un nivel bioquímico, pero probablemente ya tienes cierta idea de que las hormonas pueden estar causando algunos de tus problemas, como un aumento de peso repentino o cambios en tu estado de ánimo.

Si fueras mi cliente, indagaríamos en todas estas cuestiones y querría oír todo sobre ellas, porque para mí son importantes señales de alarma de que necesitas la quema-H. Esto es justamente lo que sucedió con una antigua clienta mía a quien no había visto en diecisiete años.

Delilah vive en Sacramento ahora, pero solía venir a mi clínica en Colorado con regularidad. Me había visto en televisión cuando saqué mi primer libro y esto la incitó a enviarme un correo electrónico. Decía que me necesitaba de nuevo. Quería ver si podía crear un programa rápido para que pudiera perder entre ocho y diez libras. Su motivación: una excursión a pie con un grupo de primos a Machu Picchu.

Con la altitud y el peso del equipaje, a los sesenta años no se sentía segura de tener la fuerza y la condición para aguantar, especialmente dado que acababa de pasar la menopausia y sufría una subida repentina de peso, insomnio y bochornos, los cuales había esperado que terminaran con sus periodos. No hubo suerte. ¿Pero en verdad podría subir una montaña con bochornos y ese peso extra que superaba el de su mochila?

Por fortuna tenía tiempo suficiente para hacer la quema-H, claramente el plan que necesitaba. Le di las recetas y le dije que preparara grandes raciones de té de quema-H y sopa de quema-H para que duraran los diez días, los cuales terminarían justo antes de su viaje.

Delilah tomó seriamente mi prescripción. Siguió el plan como si estuviera en entrenamiento (que sí lo estaba) y en diez días perdió diez libras y sus bochornos terminaron. Subió hasta la cima de esa montaña y me envió una foto de lo que parecía la cima del mundo, y se veía diez años más joven.

Quizá necesitas la misma prescripción. La tercera y última astilla que puede estar causando tu resistencia a perder peso y alejándote del cuerpo que quieres es el desequilibrio hormonal, y puede causar todos los típicos síntomas que esperas, además de muchos otros que nunca imaginaste que se relacionaban con las hormonas. Esto es porque las hormonas influyen casi en toda la forma en que tu cuerpo trabaja. Los micronutrientes en los alimentos que consumes pasan por un largo y complejo proceso para lograr la creación y la secreción de las hormonas que necesitas, pero este proceso es vital para un metabolismo sano, así como para un sistema funcional que pueda eliminar el exceso de grasa debidamente.

Hay muchos pasos entre consumir un alimento y mantener el equilibrio entre la producción y la biosíntesis de hormonas. Los alimentos que consumes contienen micronutrientes que tu cuerpo debe convertir en una forma utilizable para producir hormonas. También contienen otros micronutrientes que tu cuerpo utiliza para sintetizar hormonas para sus necesidades y funciones. Esto es increíblemente importante porque las hormonas afectan casi todo en ti, cómo te mueves, la calidad de tu piel, y provocan cambios en tu energía y en tu estado de ánimo. Construyen músculo, hacen latir tu corazón y orquestan la sinfonía entera que eres. También tienen una influencia significativa sobre cuándo y cómo tu cuerpo guarda grasa, y cuándo y cómo tu cuerpo decide quemarla como combustible. Cuando alguno de esos pasos sale mal, el resultado suele ser un aumento de peso por hormonas, porque la reserva de grasa es una de las primeras líneas de defensa contra el desequilibrio hormonal. Y no hay nada —y me refiero a *nada*— que te mantenga en un atasco o provoque una resistencia a perder peso como el sobrepeso hormonal.

Veamos más de cerca cómo te sientes y qué síntomas estás experimentando para determinar si necesitas la quema-H.

SÍNTOMAS DE QUE NECESITAS LA QUEMA-H

Consideremos si tus hormonas son tu mayor problema ahora. Señala todo lo que se aplique a tu caso:

- ¿Tu cabello está seco y crispado?
- ¿Estás perdiendo cabello en la parte de arriba de tu cabeza, o está creciendo en lugares extraños, como en tu barbilla?
- ¿Tus talones están secos y agrietados?
- ¿Tu piel parece crepé y cuelga de tus mejillas o barbilla? ¿Crees que estás perdiendo colágeno o elastina?
- ¿Tienes lonjas y/o rodillas gordas?
- ¿Se acumula la grasa en lugares nuevos? ¿Tu ropa no te queda igual porque ha cambiado la forma de tu cuerpo?
- ¿Tu aumento de peso ha sido muy rápido y después se resiste a moverse?
- ¿Tu libido está desaparecida?
- Si eres mujer, ¿tus periodos son irregulares? ¿Tu síndrome premenstrual (spm) es peor de lo normal? ¿Tienes bochornos u otros síntomas menopáusicos?
- Si eres hombre, ¿se te ha diagnosticado un nivel bajo de testosterona o has notado poca energía y una disminución de la libido?
- ¿Tu médico te ha dicho que tienes niveles bajos de vitamina D aunque tomas suficiente sol? ¿También tienes niveles bajos de ferritina?
- ¿Has estado sintiendo un bajón en la tarde o necesidad de azúcar alrededor de las 3:00 o 4:00 p.m.?
- ¿Estás comiendo mucha azúcar o carbohidratos simples, como harinas y alimentos dulces, te sientes muy bien por un rato y después necesitas una siesta?
- ¿Te sientes molesto, irritable o lloroso? ¿Tu estado de ánimo es inestable o impredecible?
- ¿Tu colesterol está alto?
- ¿Te han diagnosticado hipoglucemia, síndrome metabólico o síndrome X, o tu doctor te ha dicho que eres prediabético?
- ¿Sientes que estás fuera de sincronía con tu vida? ¿Has perdido tu ritmo natural?

Si marcaste más de la mitad de estos síntomas, entonces necesitas el plan de quema-H. Si marcaste casi todos, entonces no tienes tiempo que perder. Necesitas iniciar la quema-H *ya*.

Cuando tienes un desequilibrio hormonal, las hormonas son la razón por la que tu cuerpo cambia de forma y desarrollas grasa en lugares donde no tenías antes. La quema-H es la mejor manera de romper casi todos los atascos difíciles: los provocados por un desequilibrio hormonal. Este plan de diez días es un compromiso mayor que la quema-I o la quema-D, pero los resultados son impactantes. Puedes recuperar el cuerpo que tenías antes o incluso tener uno mejor. Tu piel se tonificará y se suavizará, con una apariencia más joven. Tus cambios de ánimo se estabilizarán y te sentirás fabuloso. ¿Y toda esa grasa blanca grumosa? Con la quema-H incinerarás los factores hormonales que limitan tu pérdida de peso y tu atasco se convertirá en un recuerdo lejano.

Otra buena razón para considerar la quema-H es cuando tienes problemas de azúcar en la sangre, como el síndrome metabólico o síndrome X. El hígado regula el glucógeno, o azúcar, en el cuerpo, y aunque el páncreas produce insulina, los problemas con el azúcar en la sangre suelen ser un indicador de que el hígado no está procesando y guardando azúcares tan bien como debiera. Cuando se eleva el nivel de azúcar en la sangre, el cuerpo empieza a guardar esa azúcar extra que circula, produciendo más células grasas, de las obstinadas que no quieren irse.

Considera la quema-H si tienes bajos niveles de vitamina D, lo que indica un desequilibrio hormonal. El hígado debe guardar la vitamina D, precursora de hormonas, la cual es esencial para activar todos los receptores hormonales. Si no tienes suficiente, hay una razón. Algo no funciona correctamente. Es común tener deficiencia de vitamina D en climas fríos o en lugares con limitada luz del sol, pero si tienes la piel clara y vives en un lugar caluroso, y aun así tienes deficiencia de vitamina D (me gusta ver niveles arriba de 50), dale una oportunidad a la quema-H incluso antes de comprar suplementos de vitamina D. Hazte análisis de nuevo después de los diez días y ve cómo estás. Es posible que tus niveles de vitamina D hayan subido a un rango normal.

Pero señales y síntomas concretos no son los únicos indicadores de desequilibrio hormonal. Veamos qué sucede con la montaña rusa de tus emociones.

OTRAS SEÑALES DE QUE NECESITAS LA QUEMA-H: TU ESTADO DE ÁNIMO

Suelo recomendar la quema-H a clientes que están luchando con cierta clase de cuestiones emocionales, y el mejor indicio es cualquier clase de disturbio o desequilibrio rítmico.

De acuerdo con varios sistemas de salud antiguos, el desequilibrio hormonal refleja un desequilibrio emocional. Si has estado sintiendo una indecisión crónica, si parece que no encuentras la solución a ciertos problemas, si notas que te has vuelto olvidadizo o te sientes inefectivo en general, eso puede ser señal de parálisis del hígado, la vesícula biliar o la tiroides, y el desequilibrio hormonal que resulta de esto. Las hormonas tienen que ver con los ritmos, así que si te sientes fuera de sincronía con otros o fuera de tiempo con la vida, eso puede señalar un problema hormonal.

Otras señales son un sentimiento general de inestabilidad y enojo. No sólo estás produciendo montañas de grasa, sino también puedes crear montañas en tu vida. Esto es diferente de una reacción inmediata y específica que caracteriza las señales de estado de ánimo de la quema-I. Esto es más una inestabilidad generalizada, estados de ánimo que van de arriba abajo sin razón aparente: altas y bajas, depresión y ansiedad, risa seguida de llanto o inhabilidad de salir de un estado ansioso o triste, como un disco rayado que ha perdido el ritmo de su música. El enojo es un signo clave de alguien que necesita la quema-H. Si tienes cambios de estado de ánimo, mostrando lo bueno, lo malo y lo feo dentro de un mismo minuto, si te sientes irascible y agresivo, si eres propenso a episodios repentinos de ira en el tránsito o avientas cosas cuando no estás lanzando en un juego de béisbol, entonces necesitas la quema-H.

¿EL DESEQUILIBRIO HORMONAL PROVOCA TU RESISTENCIA A PERDER PESO?

Podría escribir un libro completo sobre las hormonas, pero en cambio veamos brevemente qué sucede en tu cuerpo si tienes un desequilibrio hormonal.

Cuando funciona, el equilibrio hormonal es tan complejo y bello que casi parece magia, pero cuando algo sale mal, puede parecer que hay una maldición sobre ti (o sobre tus caderas) que hace parecer imposible la pérdida de peso. La razón de ello es que sin las hormonas para dirigir la licuefacción de la grasa en combustible tu cuerpo sólo sabe que debe guardar esas preciadas reservas de energía, y se aferra a ellas. Mientras tus hormonas se desequilibran cada vez más —ya sea que haya demasiado o muy poco de alguna o de todas tus hormonas—, tu cuerpo se vuelve más resistente a perder peso. Puedes estar comiendo toda clase de alimentos sanos y no importará. Lo que comas será irrelevante porque no puedes acceder a esos nutrientes. Si el proceso de asimilar micronutrientes para provocar un balance hormonal no sucede, entonces nada sucede, y eso significa que perder peso tampoco sucede. Puedes extraer, puedes limpiar, puedes hacer dieta todo el día, pero necesitas poder crear el balance correcto de hormonas en tu cuerpo para recuperar tu salud y comenzar de nuevo tu pérdida de peso, y eso requiere una intervención específica.

¿Qué provoca que tus hormonas estén mal? El estrés crónico es una de las razones más comunes. La falta de sueño es otra. La exposición crónica a toxinas y el aumento de toxinas en el cuerpo pueden mover las hormonas fuera de equilibrio. Podrías ingerir metales pesados en mariscos, agua contaminada, amalgamas dentales fracturadas o suplementos contaminados. (Yo apoyo los suplementos, ¡pero no si te envenenan!) Puede entrar plástico a tu sistema a través de baterías de teflón, envolturas de plástico, botellas de agua de plástico y contenedores de comida, especialmente si calientas la comida en ellos. Los metales pesados y los plásticos pueden imitar hormonas en el cuerpo, atando y atascando los receptores hormonales, por lo que las hormonas reales no pueden trabajar.

Incluso los virus pueden interferir con el equilibrio hormonal. Clínicamente, cuando veo a alguien con bajos niveles de vitamina D y ferritina (una enzima del hígado), siempre sospecho virus Epstein-Barr o citomegalovirus. Ambos han sido ligados a desórdenes como fatiga crónica y fibromialgia, pero vemos cada vez con más frecuencia que impactan el sistema hormonal. La vitamina D se guarda en el hígado, pero estos virus inhiben la capacidad del hígado de conservar la vitamina D, especialmente en presencia de bajos niveles de ferritina. Asimismo, elevados anticuerpos para estos virus pueden inhibir la pérdida de peso, bloqueando las vías para metabolizar hormonas.

Poca vitamina D no es sólo señal de que puedes tener un virus, sino de que puede ser en sí mismo un problema relacionado con hormonas. Cuando veo poca vitamina D en alguien que toma suficiente sol (que vive, por ejemplo, en un clima cálido y soleado, como Florida o California), sospecho problemas hormonales. La vitamina D es precursora de hormonas solubles en grasa y está directamente relacionada con el metabolismo hormonal. Si no tienes niveles adecuados de esa vitamina, esto puede inhibir la biosíntesis de las hormonas que produces, haciendo todavía más profundo el desequilibrio hormonal.

Luego están los sucesos hormonales que vienen con la edad, como pubertad, embarazo, SPM, perimenopausia (que puede presentarse inicialmente desde finales de los treinta hasta principios de los cuarenta), menopausia y posmenopausia. Cada uno de estos eventos se caracteriza por cambios hormonales que pueden causar una compleja cascada de síntomas desagradables. Los hombres tampoco son inmunes. "Menopausia masculina" es el término no oficial para los cambios hormonales en hombres que los afectan física y emocionalmente. Ha habido muchas investigaciones sobre la complejidad de las hormonas masculinas. Lo que una vez pensamos que era sólo baja testosterona, ahora sabemos que también tiene que ver con procesos más complejos, como receptores bloqueados de testosterona y enzimas hepáticas que convierten en estrógeno la testosterona no biodisponible. Los síntomas de "menopausia masculina" incluyen bajos niveles de testosterona, estradiol elevado (una hormona femenina predominante que los hombres también poseen pero en cantidades pequeñas) y otros síntomas similares a los que experimentan las mujeres durante la perimenopausia, incluyendo la reducción de adiponectina (una proteína que regula el metabolismo de las grasas y los niveles de glucosa) y la resistencia a la leptina (resistencia a la proteína que ayuda a regular el hambre y las reservas de grasa). Los hombres pueden experimentar síntomas de "menopausia masculina" inicialmente al final de los treinta y el comienzo de los cuarenta.

Si te identificas con cambios hormonales y el caos que causan en tu cuerpo y en tus emociones, entonces la quema-H es para ti. Está diseñada para traer calma y balance al caos en el que estás ahora.

El desequilibrio hormonal también puede ser más profundo en ciertas personas, incluyendo las mujeres que padecen síndrome de ovario poliquístico (SOP). El SOP es una condición que causa el desarrollo de quistes en los ovarios, junto con altos niveles de hormonas masculinas, ocasionando infertilidad, crecimiento excesivo de vello, un riesgo mayor de padecer diabetes y otros problemas. El desequilibrio hormonal también es común en gente que fue extremadamente atlética en la pubertad, cuando todas esas vías de estrógeno y testosterona estaban despertando. Cuando esas personas se vuelven mayores, salen de su fase de crecimiento y adoptan naturalmente estilos de vida más sedentarios en sus treinta y cuarenta, el sobrepeso hormonal es común en extremo. Esto puede ser desalentador para personas que estaban en su momento cúspide sólo unos años antes. Algunos clientes me dicen: "¡pero si gané la copa estatal de futbol!" o "¡fui campeón de natación!" o "era el capitán de mi equipo de futbol americano, ¿qué le pasa a mi cuerpo?"

Las primeras señales de un problema hormonal incluyen cambios profundos y emocionales en el estado de ánimo; no necesariamente una reacción superficial a determinadas situaciones sino a encontrarte en extremos de altas y bajas. En las mujeres, el aumento de síntomas de spm y menopausia, problemas para procesar azúcares, como hipoglucemia, e incluso diabetes (la insulina es una hormona), antojos, crecimiento extraño de vello, como en la barbilla, y el bigote en las mujeres, o la pérdida de cabello en la parte de arriba de la cabeza, e incluso el alaciado del vello púbico y un aumento de peso agresivo, son señales de que las hormonas no se están produciendo, se están produciendo en exceso o se producen pero no se sintetizan para que tu cuerpo pueda utilizarlas. Con el tiempo, estos problemas pueden convertirse en resistencia a la insulina, diabetes, problemas serios de estado de ánimo, como depresión y ansiedad, y una acumulación grande y notable de grasa corporal. Esto vuelve el problema incluso mayor porque la grasa misma produce aún más hormonas disfuncionales, agravando el problema.

La gente a veces se sorprende al saber que la grasa produce hormonas, pero cuando las células grasas adoptan una vida propia y empiezas este proceso, ganándole al sistema endocrino como un bravucón, entonces todo el sistema puede empezar a fallar. La producción de grasa se vuelve agresiva. El cuerpo empieza a guardar grasa en áreas grandes muy rápido. Esto causa aún más desequilibrio en las hormonas que normalmente trabajan bien juntas. Algunos niveles hormonales estarán muy elevados y otros caerán muy bajo. Puedes desarrollar problemas con la secreción de insulina, provocando problemas con el azúcar en la sangre.

Puedes bombear mucho cortisol, la "hormona de estrés", ocasionando insomnio, cansancio, depresión inmunitaria y ansiedad, o puedes producir demasiada aldosterona, una hormona que regula el balance de agua y sal en tu cuerpo, así como el azúcar en la sangre. Esto puede aumentar tu presión sanguínea y hacer que el cuerpo consuma músculo en busca de azúcar en la forma de glucógeno, lo que puede resultar en la pérdida de tono muscular y una piel suelta y colgada. Si te has mirado en el espejo y te has preguntado: "¿de quién es esta piel?", entonces sabes a qué me refiero. Se cae y parece arrugada y vieja. La grasa generada por hormonas en el cuerpo suele acumularse alrededor del torso. Puedes notar bultos en lugares extraños, simulando un segundo par de senos, como debajo de la orilla de tu sostén o en la parte superior de tu espalda. Tus tobillos se "inflarán", no con líquido sino con grasa, y puedes tener una lonja que no sea por hincharte, como con la inflamación, sino de grasa. No es hinchazón, no es retención de líquidos, ni siquiera es grasa subcutánea. Es grasa profunda. Es grasa inflada, esponjosa, que parece como si fuera a quedarse ahí. Tu cuello se ensancha y le salen pliegues, y tus rodillas y tus espinillas engordan, haciendo que tus piernas se vean más gruesas de lo normal.

Todo es grasa blanca. Está inflada y es gelatinosa y difícil. Te vuelves más redondo y lleno de bultos, pero aún más notablemente tu figura cambia porque la grasa se acumula de forma desigual. Esto es lo que sucede con mis clientes cuando me cuentan que están desarrollando grasa en lugares donde nunca antes habían tenido. Un cliente me dijo: "Sí, mis nalgas son grandes, pero siempre había tenido una cintura pequeña. ¿Qué le pasó a mi cintura?" Otro me dijo: "Claro, siempre tuve un poco de peso en mi abdomen, ¿pero de dónde salieron las chaparreras? Nunca había tenido de ésas". Y otro: "Tengo caderas grandes, pero siempre había tenido un abdomen plano. ¿De quién es este estómago?"

La única forma de intervenir es corregir el desequilibrio hormonal al reparar la función corporal de transformación de micronutrientes, y así reparar un ambiente interno donde las hormonas puedan producirse y sintetizarse correctamente, encendiendo de nuevo el mecanismo quemagrasa del cuerpo. Al empezar a quemar la grasa generada por hormonas, tu sistema endocrino puede comenzar a restaurar la homeostasis en su producción y en la biosíntesis de hormonas, quitándole las riendas a esas células grasas rebeldes.

Puedes hacer esto incluso durante la aventura salvaje que es la menopausia. Los cambios hormonales asociados con el envejecimiento no implican que estés condenado a convertirte en un desorden metabólico y subas de peso. Puedes retomar los controles y restaurar tu homeostasis hormonal. Con otras modificaciones, tu cuerpo puede convertirse en una máquina quemagrasa, derritiendo los bultos extraños y esculpiendo tu cuerpo en la figura que deseas. Aunque no lo creas, la menopausia puede ser un cambio de vida que se sienta natural y positivo, en lugar de horrible. La quema-H es tu boleto.

LA QUEMA-H: CONTROLA LAS HORMONAS

Si todo esto te habla fuerte y claro, entonces prepárate para una transformación extrema. Si me vas a dar el lujo de diez días completos, entonces puedo prometerte cambios serios, enfocados en tu sistema hormonal. Hacemos esto al trabajar intensamente en el hígado, la vesícula biliar y la tiroides. La razón es que éstas son las áreas clave que producen y sintetizan hormonas. En lugar de sólo fijarnos en los desequilibrios hormonales, repararemos todo el sistema que equilibra y sintetiza todas tus hormonas. Esto apoyará el trabajo que tu cuerpo realiza para vivir todos los días y corregirá el desequilibrio hormonal de raíz. Siempre habrá ocasiones en que tus hormonas fluctúen, ocasiones en las que tengas más estrógeno o menos estrógeno, o más o menos testosterona. El equilibrio hormonal no sucede en un momento en el tiempo. Es un proceso y como quemador-H vas a nutrir los órganos y las glándulas que producen y regulan hormonas para que puedas seguir adelante equilibrado. Cuando el estrés alcance tu vida, cuando las toxinas alcancen tu sistema o cuando pases por cambios hormonales naturales, tu cuerpo estará lo suficientemente fuerte y equilibrado para soportarlo.

LO QUE LOGRARÁS CON LA QUEMA-H

En la quema-H te enfocarás en la transformación de los alimentos en hormonas al facilitar el trabajo del hígado, la vesícula biliar y la tiroides. Recuerda, no podemos enfocarnos sólo en una hormona. Necesitamos enfocarnos en todo el sistema que equilibra las hormonas y esto empieza con el hígado porque éste es el que hace que cada hormona producida por cada glándula en tu sistema endocrino —útero, ovarios, testículos, pituitaria, hipotálamo, timo, glándula pineal, glándulas suprarrenales e incluso células grasas— se active y esté biodisponible. Si el hígado lo dice, entonces así es. Si el hígado no lo dice, entonces no sucede. Si estás en la agonía de la menopausia y apenas produces un poco de estrógeno, el hígado decide si ese estrógeno es efectivo o no. Si tienes baja testosterona, el hígado decide si esa testosterona te hará bien, pero también decide si ayudará al cuerpo a producir más. El hígado es poderoso y mueve la varita mágica sobre tus glándulas, dirigiendo todo el espectáculo hormonal. Y el hígado es en extremo dependiente de comida. De todos los órganos en el cuerpo, el hígado es el que se ve más afectado por lo que comes.

La vesícula biliar y la tiroides son tan importantes como el hígado. La vesícula biliar y el hígado trabajan juntos emulsionando la grasa. (No te preocupes si te han extirpado la vesícula; en su ausencia, el hígado y el páncreas asumen su función.) La tiroides es una glándula superheroína que en realidad es el ancla del ciclo de retroalimentación para muchas hormonas. La tiroides produce hormonas que se vuelven bioactivas en el hígado y después de adhieren a receptores que indican a la pituitaria que comunique a las suprarrenales, a los ovarios o a los testículos. Incluso si estás tomando medicamentos para la tiroides, necesitas receptores saludables para asimilar las hormonas sintetizadas. La producción y la biosíntesis de hormonas tiroideas desencadena y determina la producción y la biosíntesis de hormonas producidas por todas las glándulas en el sistema endocrino: los ovarios, los testículos, la pituitaria, las glándulas suprarrenales y las células grasas. Cuando el metabolismo funciona bien es porque la tiroides lo dice.

En la quema-H podrás restaurar estratégica e intensamente todo lo que mantiene el balance en tu cuerpo para que, cuando termines el plan, tu cuerpo pueda estabilizar y fortalecer de forma natural tu sistema regulatorio hormonal. Diez días significan un ejercicio intenso, pero también significan resultados notables. Prepárate para que la grasa se derrita y se caiga mientras tu cuerpo entero cambia de figura. Tu energía se disparará y te sentirás renovado. En diez días te sentirás como si tuvieras un cuerpo nuevo, ¡y podrás perder hasta diez libras! De igual manera:

- Nutrirás profundamente el hígado, la vesícula biliar y la tiroides con micronutrientes de alimentos como toronja, aceite de coco, raíz de diente de león y perejil.
- Nutrirás todo el sistema endocrino con micronutrientes intensivos que apoyen la producción y la regulación adecuada de hormonas, con alimentos como semillas de girasol, leche de cardo, hongos y huevos enteros.
- Te enfocarás en la grasa blanca, la grasa grumosa, temblorosa y difícil a la que le gusta concentrarse en grandes cantidades y en lugares extraños, sacando de proporción a tu figura.
- Emulsionarás y liberarás grasa al usar combinaciones termogénicas de alimentos, hierbas, especias y tés que sacan la grasa generada por hormonas y la disuelven, como cúrcuma, jengibre, pimienta negra y chile de árbol molido, así como aceite de coco, leche de coco y aguacate.
- Estabilizarás los síntomas emocionales tan comunes con el desequilibrio hormonal, incluyendo molestia, irritabilidad, agresividad, ansiedad y depresión.
- Colmarás tu cuerpo de grasa saludable para estimular el metabolismo de grasas y reparar tu piel seca, agrietada y arrugada, tus uñas quebradizas y tu cabello reseco.

Con la quema-H atacarás la difícil grasa blanca formada por hormonas, estabilizarás el equilibrio hormonal de tu cuerpo y calmarás tu estado de ánimo mientras alisas esos bultos y meneos nuevos que no son bienvenidos. Saldrás de tu atasco más difícil y verás caer de golpe la cifra en tu báscula.

¿ASÍ QUE TIENES PROBLEMAS CON LA TIROIDES?

Si tienes un problema tiroideo es posible que te estés preguntando si la quema-H es apropiada para ti o si necesitas hacerle cambios. Ya sea que te hayan diagnosticado hipertiroidismo, enfermedad de Hashimoto, enfermedad de Graves, que te hayan extirpado la tiroides o estés bajo medicamento para la tiroides, estás en el lugar correcto. La tiroides es uno de los principales reguladores de todo el sistema hormonal de tu cuerpo. Cualquier desequilibrio relacionado con la tiroides, incluyendo cualquier desarrollo de enfermedades, requiere una nutrición estratégica para generar homeostasis en las hormonas que afectan el metabolismo. La quema-H es exactamente el lugar para nutrir estratégicamente. Si los problemas tiroideos son tus problemas, ¡detén lo que estés haciendo ahora y agenda tu quema-H!

POR QUÉ PERDERÁS PESO CON LA QUEMA-H

La quema-H se enfoca intensamente en la grasa, por la relación tan cercana entre ésta y las hormonas. Los receptores hormonales están activos y trabajando, y envían un canto de sirena a las hormonas: "¡Vengan a mí, hormonas!" Pero cuando no están trabajando, entonces las hormonas no saben adónde ir. Sólo siguen circulando a lo largo del cuerpo, como barcos sin puerto. Cuando el cuerpo siente todas esas hormonas circulando, les pide ayuda a las células grasas: "¿Qué vamos a hacer con todas estas hormonas?"

Desafortunadamente, esto es como pedirle al tipo a quien sacaron de la clase de matemáticas básicas que enseñe una clase universitaria de cálculo. Las células grasas también pueden producir hormonas, pero cuando empiezan a actuar de pronto como parte del sistema endocrino, como una glándula secundaria, tienden a causar muchos problemas. Las células grasas empiezan a producir sus propias hormonas, lo que tiende a intensificar los antojos de azúcar, interrumpir la producción de hormonas que te hacen sentir estable y bien (como las endorfinas y la dopamina) e inhibir los receptores de serotonina, lo que causa problemas de depresión y aumenta la producción de grasa todavía más pues, ¿por qué no invitar a más amigos? Pronto el sistema endocrino puede quedar abrumado y los niveles hormonales se desajustan más y más cada vez.

El hígado es importante en este proceso porque dirige el azúcar en la sangre, ya sea a sí mismo, para reserva, o a los músculos, para energía y reparación, o en el caso de mucha azúcar, hacia las células grasas para un uso posterior. Cuando el hígado trabaja de más, está mal nutrido o demasiado atascado de grasa, puede dejar de hacer su trabajo y el azúcar en la sangre puede permanecer circulando. Esto puede provocar un exceso en la producción de insulina. Y cuando este proceso continúa durante mucho tiempo, puede causar resistencia a la insulina, síndrome metabólico e incluso diabetes. Un apoyo intensivo de micronutrientes al hígado puede darle los recursos que necesita para adoptar su papel activo y dirigir el azúcar en la sangre a los lugares correctos. El apoyo que darás a tu vesícula biliar con el plan de quema-H es un conducto similar para la pérdida rápida de grasa porque la vesícula (así como el hígado) produce bilis, que es el catalizador para emulsionar esa grasa blanca grumosa que te has cansado de cargar.

La tiroides gobierna la producción de todas las demás hormonas. Es la hormona maestra y necesita su propia nutrición para dirigir un equilibrio hormonal apropiado. Esto mantendrá al cuerpo en un estado de calma en lugar de en un estado de crisis, donde es más probable aferrarse a la grasa sólo en caso de que se necesite como reserva de energía.

Finalmente, la incineración rápida de grasa que lograrás con la quema-H evitará que la grasa se entrometa en el trabajo del sistema endocrino. ¡Las células grasas no pueden crear problemas produciendo hormonas excesivas si ya las quemaste! Esto es como sacar a patadas a los maestros no calificados y reemplazarlos con profesores apropiados (por ejemplo, las glándulas que deben estar produciendo hormonas tendrán lo que necesitan para volver al trabajo).

TU PLAN DE QUEMA-H: QUÉ ESPERAR

¡Está bien, ya, estados de ánimo, los oímos! Ahora que ya te identificaste como alguien que necesita la quema-H, hablemos de lo que sucederá en los siguientes diez días. Cada parte de la quema-H es crucial para lograr trabajos específicos en tu cuerpo: la incineración de grasa, el apoyo al hígado, el apoyo a la vesícula biliar, el apoyo a la tiroides, la regulación de hormonas y la estabilización del estado de ánimo. Te sentirás y te verás mejor de lo que te has sentido y visto en mucho tiempo, y sólo en diez días a partir de ahora, pero la efectividad de la quema-H se verá reducida con cada herramienta que falte. Cada elemento en esta lista es necesario. No te saltes el licuado. No dejes el té. Come toda tu sopa y adhiérete a tu lista de quema-H como si fuera el Evangelio. Debes considerar cada elemento, incluyendo la cantidad de agua diaria y el número requerido de refuerzos de éxito, si quieres obtener la clase de impacto dramático que es el resultado inevitable de este proceso. Sigue las reglas y casi no podrás reconocerte en diez días.

Podrás comer cinco veces cada día, así que no pasarás hambre, pero te sentirás más estable al quemar grasa y regresar tus hormonas a un orden funcional.

Ahora veamos más de cerca cada parte esencial para el éxito de la quema-H.

Licuado de quema-H: Tu licuado de la quema-H estimula las enzimas en la sangre que proteolizan (o degradan) la grasa al estimular y apoyar la producción de bilis en la vesícula biliar y en el hígado por el consumo de toronjas, betabel, col rizada, espinaca, aceite de coco y semillas de girasol.

Té de quema-H: El té es específico para nutrir la tiroides, lo que manda varios mensajes cruciales a tus hormonas y a otras glándulas. Contiene micronutrientes encontrados en limas, leche de cardo, raíz de diente de león y cúrcuma para ayudar al hígado y a la tiroides, y para mejorar la activación tiroidea hormonal, así como para limpiar los receptores con el fin de que las hormonas liberadas puedan convertirse más efectivamente en sus formas activas y te ayuden a continuar con el trabajo de vivir.

Sopa de quema-H: La sopa de quema-H contiene una combinación termogénica específica de micronutrientes en el ajo, los hongos, el perejil, las cebollas y las verduras de hoja verde para que pueda ser más efectiva al convertir las hormonas secretadas en hormonas activas.

Recetas de quema-H: Los alimentos, hierbas, especias y recetas específicos alimentan y estimulan el hígado y la vesícula biliar, aumentando los efectos emulsionantes de la grasa, así como estabilizando la regulación hormonal. Las proteínas en este plan también alimentan el hígado, el cual necesita aminoácidos de las proteínas para funcionar correctamente, y las grasas ayudan a tu cuerpo a entrar en la modalidad de quema de grasas. Estos alimentos nutren la tiroides y estimulan la activación sana de los receptores de la tiroides. Lo mejor de todo: son deliciosos; podrás disfrutar comidas como ensalada de la huerta con huevo, ensalada de pollo con aguacate y aderezo cremoso de coco y mango, rollos de col rellenos con salsa de setas, pollo con romero y verduras horneadas, y bacalao horneado estilo griego con alcachofas.

Agua: El agua es importante para la quema-H por la duración y la efectividad de este plan. Dado el intenso nivel de grasa que se quema, las toxinas solubles en grasa se liberarán continuamente hacia tu flujo sanguíneo, así que necesitas expulsarlas para no reabsorberlas o sufrir síntomas desagradables. La única forma de hacer esto eficientemente es con una hidratación significativa. Esto hidrata los intestinos para permitirte desalojar regular y suficientemente. La hidratación es en extremo importante en este plan, dado que se liberarán muchas toxinas. Esto es por lo que beberás la tercera parte de tu peso en decilitros de agua cada día.

Refuerzos de éxito de la quema-H: Cada uno de los refuerzos de éxito de la quema-H es catalizador de una o más de las intensas acciones que sucederán en tu cuerpo durante los siguientes diez días. ¡Por favor haz cuantos puedas! Recuerda, no estamos apoyando las hormonas directamente. Estamos cultivando el sistema que produce y controla las hormonas, y las hormonas son relevantes para *todo lo que haces*. Los refuerzos de éxito de la quema-H incluyen ejercicios que varían desde cardio, levantamiento de pesas hasta relajación, y cambian y establecen un ritmo para imitar lo que tus hormonas hacen en el cuerpo. Esto puede crear un impacto profundo no sólo en tu pérdida de peso, sino en tu vida entera. Son importantes para incrementar la salud, la longevidad, un estado de ánimo positivo y tu energía, y, por supuesto, son un gran catalizador para la pérdida de peso. Espero que esos refuerzos de éxito en particular jueguen un papel vital en tu vida incluso después de que hayas terminado la quema-H.

VE POR TU CALENDARIO

Comprometerte con un plan durante diez días requiere mucho más trabajo que hacerlo durante sólo tres, pero estos diez días son cruciales, así que quiero que vayas por tu calendario, marques esos días y los consideres sagrados. No es momento de salir de fiesta, cenar en restaurantes elegantes, beber alcohol o hacer trampa con comida chatarra. Apégate a todos los aspectos del plan si quieres resultados intensos y espectaculares en tu equilibrio hormonal. Elige un periodo de diez días en los que no tengas muchas obligaciones sociales.

Si te interesa especialmente disminuir los síntomas de SPM que tiendes a padecer durante la semana previa a tu periodo, inicia la quema-H en el tercer día de tu periodo. La razón es que la forma como apoyes a tu cuerpo en los primeros catorce días de tu ciclo es lo que determina cómo tu cuerpo reaccionará en el siguiente ciclo. El tercer día en particular es cuando tu cuerpo realiza un cambio hormonal entre estrógeno y progesterona. Si inicias la quema-H el tercer día y continúas hasta el día trece, entonces debes notar que el siguiente mes tu SPM se habrá reducido significativamente. Podrás notar menos cambios en tu estado de ánimo y otros síntomas de SPM, como acné, intestino irritable, sensibilidad en los senos, dolor de espalda y dolores de cabeza.

SEGUNDA PARTE

QUÉMALO

CAPÍTULO 5

Quema-I: controlar la inflamación

E s hora de tener acceso a la fuerza, la determinación y el fuego que necesitas para superar tus obstáculos, y lo harás con la quema-I. Vas a eliminar la inflamación, el agua y la grasa subcutánea para reconquistar tu figura natural. Eres mi quemador-I ahora, así que preparémonos para subir la temperatura.

EN SUS MARCAS...

Tendrás mucho más éxito con la quema-I si estás mentalmente preparado. Esto es lo que puedes esperar durante los siguientes tres días:

- Desayunarás durante los primeros treinta minutos después de despertar todos los días. Esto es extremadamente importante para la quema-I porque cuando duermes experimentas un periodo de descanso y restauración. Tu cuerpo está construyendo hueso, cabello, piel y músculo, y reparando todos tus sistemas. Tan pronto como despiertas, el proceso de desintoxicación comienza y tu cuerpo trabaja rápidamente para restablecer un pH equilibrado y purgar las toxinas del trabajo nocturno. Con esto puede empezar un proceso inflamatorio en el cuerpo. Tan pronto como restaures tu cuerpo con los micronutrientes del desayuno, ayudas a establecer ese pH balanceado, estimular la acción antiinflamatoria del cuerpo y marcar la pauta para el día.

- Tomarás un licuado de quema-I cada día para el desayuno, con un total de tres en el curso de tres días. Prepáralos frescos, cuando los necesites.

- Beberás al menos tres tazas de té de quema-I cada día: una porción para el desayuno, otra para la comida y una tercera para la cena, con un total de nueve tazas sobre el curso de tres días. Puedes preparar una ración grande con anticipación. Sólo calienta el té conforme lo vayas necesitando.

- Tomarás dos porciones de sopa de quema-I, una para la comida y otra para la cena, cada día (una porción son dos tazas). Puedes tomar más, pero esto es el mínimo. Generalmente les digo a mis clientes que no consuman más de ocho tazas de sopa cada día. En realidad no existe una buena razón para comer más de eso. Puedes preparar toda la sopa que necesites con anticipación y calentar cada porción.

- Comerás dos piezas de fruta cada día para cada uno de los dos refrigerios, para un total de seis piezas de fruta en el curso de tres días. Puedes elegir cualquier fruta de la lista de alimentos al final de este capítulo, pero he hecho sugerencias específicas para ti en el mapa de comidas y en la lista diaria.

- Comerás y cenarás cada día, con un total de tres comidas y tres cenas. Cada una consistirá en una taza de té de quema-I, una porción de sopa de quema-I, y ya sea una receta de quema-I o una porción de verduras, una de proteínas y una de grasas saludables, como aceite de oliva extravirgen, aguacate o piñones (todos los alimentos permitidos están en la lista de comida de la quema-I al final de este capítulo). Las recetas que sugiero que prepares están en el mapa de comidas y en las descripciones diarias. Las recetas están agrupadas cerca de la parte final del libro para mejor acceso.

Todas las recetas de comida rinden una porción y todas las recetas de cena rinden dos porciones, a menos que se indique lo contrario, como guardar la mitad para otra comida. Cuando éste sea el caso, te avisaré que guardes la mitad de la receta y la refrigeres. También te diré cuándo descongeles esta porción. Si quieres que la receta rinda para más porciones, o tienes sobras, puedes duplicar o triplicar las recetas, pero multiplica la cantidad de ingredientes apropiada en tu lista de compras. Si te juntas con un compañero de casa o con un miembro de tu familia y planean duplicar todas las recetas, pueden divertirse más y apoyarse con *Quémalo*.

- Podrás comer cualquier alimento de la lista específica de alimentos libres de quema-I cuando quieras, si te da hambre durante el día. Éstos son:
  - Apio
  - Jícama
  - Limas
  - Limones
  - Pepino
  - Rábanos
  - Sopa de quema-I
  - Té de quema-I
- Beberás un tercio de tu peso en decilitros de agua todos los días. Te lo recordaré durante el día en tu mapa de comidas y en tu agenda diaria, pero intenta terminar 25% de tu agua hacia la mitad de la mañana, 50% para la comida, 75% para la cena y 100% cuando vayas a dormirte. Si puedes, prefiero que utilices agua de manantial de alta calidad. Si esto no es posible, al menos usa alguna clase de sistema purificador o de filtrado en lugar de simple agua de la llave.
- Harás un refuerzo de éxito cada día durante los siguientes tres días. Puedes elegir cuáles quieres probar y cuándo, pero te daré algunos recordatorios y sugerencias en el plan diario. Revisa las opciones de refuerzos de éxito al final de este capítulo y encuentra descripciones detalladas sobre cómo hacer cada uno en el capítulo 8, incluyendo los suministros que puedas necesitar para cualquiera, para que los incluyas en tu lista de compras.
- Comprarás todo lo que necesitas con anticipación. También puedes preparar tu té, sopa, comidas y cenas con anticipación para que sólo debas sacarlas del refrigerador y disfrutarlas. (Sin embargo, sugiero que hagas tu licuado de quema-I fresco cada mañana.)
- Este capítulo incluye una lista de compras con todo lo que comerás durante los siguientes tres días. Puedes sustituir cualquier alimento que no puedas o no quieras comer con elementos de la misma

lista (verdura por verdura, fruta por fruta, proteína por proteína). No olvides añadir lo que sea que necesites para los refuerzos de éxito que elijas.

Ahora es tiempo de entrar y preparar todo. Empecemos con tu lista de compras.

LISTA DE COMPRAS DE QUEMA-I

Es probable que ya tengas algunas de estas cosas, así que explora tu refrigerador, tu congelador y tu alacena para determinar lo que tienes y lo que todavía necesitas. Nota que esta lista te dice exactamente cuánto necesitarás de algo, así que puedes decidir por ti mismo el tamaño del paquete, la botella o la bolsa a comprar, o si ya tienes suficiente de algo en casa. También considera que en muchas tiendas de comida naturista puedes comprar a granel y podrás adquirir cantidades exactas. Si tienes acceso a alimentos a granel, incluso puedes llevar tus tazas y tus cucharas medidoras contigo. Cuando tengas la opción y puedas costearlo, siempre elige productos orgánicos.

También, un recordatorio: si hay algún alimento que no te guste o no puedas comer o que no esté disponible o esté fuera de temporada para ti, puedes sustituirlo por otro dentro de la misma categoría en la lista de alimentos al final de este capítulo. De nuevo, fruta por fruta, verdura por verdura, proteína por proteína.

GUÍA DE PORCIONES

Una nota especial sobre el tamaño de las porciones: las porciones de las recetas y los alimentos en las listas son para todos, hombre o mujer, sin importar cuánto peso necesitas perder. Algunas personas me preguntan sobre la proteína. Todos los tamaños de las porciones de proteínas son de 110 gramos de carne roja o pollo y 170 gramos de marisco o pescado. ¿Necesitas más si eres hombre o si tienes más peso que perder? En realidad, todo lo que necesitas es suficiente proteína para proveer los bloques de la reparación y esta cantidad es perfectamente suficiente para cualquiera. Si sientes que necesitas más comida, recuerda que siempre puedes tener sopa, té y alimentos libres ilimitados. Llénate con sopa y té porque son fuentes poderosas de reparación. ¡Y no olvides el agua!

ALIMENTOS LIBRES

Apio
Jícama
Limas
Limones

Pepino
Rábanos
Sopa de quema-I
Té de quema-I

VERDURAS

8 dientes de ajo
1 cartón pequeño de brotes de alfalfa
4 tallos de apio con hojas
1½ libras de betabel
7 calabacitas
2 camotes amarillos
1 cebolla morada grande
2 tazas de col berza, acelgas y/u hojas de diente de león
2 cabezas de col verde o morada
1 daikon o rábano blanco, raíz y hojas (si las hojas están disponibles), suficiente para 1 taza picada finamente
6 tazas de espinacas frescas
½ libra de hongos botón blanco
½ libra de hongos shiitake o maitake, frescos o secos
2 jícamas grandes
3 jitomates
2 pepinos
2 tubérculos: nabos, nabos blancos y/o colinabos (alrededor de 2 tazas picadas en cubos)
7 zanahorias

FRUTAS

2 aguacates
1½ tazas de arándanos (frescos o congelados)
8 limas
10 limones
2½ tazas de moras azules (frescas o congeladas)
3 peras
3½ tazas de sandía picada en cubos
1 toronja rosa

PROTEÍNAS

12 onzas de filete de
lenguado (o cualquier otro
pescado blanco silvestre)
1 taza de frijoles negros
(de preferencia
germinados, pero no es
necesario)

2 cucharadas de humus
1 taza de nueces crudas (o 1½
tazas si no usas piñones)
½ taza de piñones crudos
(o reemplázalos con
nueces)
6 onzas de sardinas enlatadas

HIERBAS, ESPECIAS, ENDULZANTES Y OTROS

8 cucharadas de aceite
de oliva extravirgen
3 cucharadas de semillas
de apio
1 manojo de cilantro o perejil
fresco
Endulzante opcional: xilitol o Stevia

1 pizca de nuez moscada
molida
9 cucharadas de perejil seco
½ cucharadita de pimienta
de Cayena
1 pizca de pimienta molida
Sal de mar

LISTOS...

Ahora que ya tienes los ingredientes que necesitas, es hora de preparar tus recetas. Por favor no te saltes esto y pienses que sólo harás todo conforme lo necesites. Es extremadamente importante para que tu plan salga bien. Por lo general hago mi licuado de quema-I en la mañana, pero debes preparar tu té de quema-I y tu sopa *antes de comenzar*. A algunos de mis clientes también les gusta preparar todas o algunas de sus comidas y cenas para que todo esté arreglado y listo para disfrutarse recién salido del refrigerador o para que sea fácil sólo calentarlo. Son sólo tres días, así que todo lo que hagas se conservará fresco. Guarda todo en el refrigerador en contenedores de fácil acceso para que lo único que debas hacer cuando empieces, sea medir tu porción y disfrutar.

EL PODER DEL TÉ DE QUEMA-I

Cada ingrediente de este té tiene una función específica para lo que intentamos lograr con este plan de tres días:

- El jugo de limón ayuda a equilibrar el pH, volviéndote más alcalino. También es rico en vitamina C y puede ayudar al páncreas a equilibrar la insulina, y así inhibir la resistencia a la insulina.
- La cáscara de limón contiene bioflavonoides, que son antiinflamatorios naturales. Éstos se liberan de la cáscara al hervir.
- Las semillas de apio tienen propiedades antibacterianas y han sido utilizadas tradicionalmente para tratar problemas en el tracto urinario, pero a ti pueden ayudarte a combatir cualquier infección menor que puedas tener. También tienen propiedades diuréticas, así que pueden ayudarte a sacar los viejos líquidos que se han estado quedando en tu rostro, manos y tobillos.
- El perejil contiene compuestos inusuales pero poderosos: un aceite volátil que tiene miristicina, limoneno, eugenol y alfa thujene, diuréticos naturales, y también cortisol bajo (hormona de estrés), y ayuda a sacar grasa de las células grasas. También tiene apiin, apigenina, crisoeriol y luteolina. Éstos reducen la inflamación y son catalizadores para el metabolismo de la celulitis.
- La pimienta de Cayena incrementa el flujo sanguíneo hacia las células grasas y aumenta la temperatura corporal. También posee enzimas que licuan las células grasas en lugares poco accesibles.

Ve al capítulo 9 por todas tus recetas. Todas las recetas principales para este plan de tres días —licuado de quema-I, té de quema-I y sopa de quema-I— están en el capítulo correspondiente. Prepara tu té y tu sopa y luego revisa las otras recetas para ver qué más puedes preparar con anticipación. Si no te gusta una, puedes sustituir cualquier receta de comida o cena, pero sólo asegúrate de que tienes una porción de verduras, una de fruta y una de proteína por cada comida y también para la cena. Y asegúrate de ajustar tu lista de compras de acuerdo con esto.

También es momento de elegir tus refuerzos de éxito. Algunos son fáciles, pero los refuerzos de éxito listados en la sección de refuerzos intensos necesitan equipo especial o son algo pesados, y es posible que no sean para todos. Para descripciones más detalladas acerca de cómo puedes hacerlos y en qué te servirán, ve al capítulo 8. Revísalo para más información sobre los que te interesen. Y recuerda: mínimo uno al día. ¡Siempre puedes hacer más!

REFUERZOS DE ÉXITO DE QUEMA-I

EJERCICIO
- Caminata de 30 minutos, de preferencia al aire libre, en un lugar bello
- Realiza una sesión suave de yoga, o estiramientos, 20 a 30 minutos, o toma una clase

PARA AÑADIR A TU LICUADO
- 1 taza de col rizada o de espinacas

PARA AÑADIR A TU TÉ
- 1 bolsa de té de diente de león

PARA AÑADIR A TU SOPA
- 1 taza de hojas de betabel frescas, picadas

REFUERZOS FÁCILES
- Automasaje con aceite esencial: hinojo, canela, clavo, eucalipto, bergamota, tomillo, rosa
- Baño con sales de Epsom
- Esencias florales
- Meditación
- Protocolo de suplementos estratégicos de la quema-I
- Reflexología
- Respiraciones profundas

REFUERZOS INTENSOS
- Brincar en una cama elástica
- Masaje linfático
- Sauna infrarroja

Elige tres o más que quieras intentar; ve al capítulo 8 para ver lo que necesitarás y cómo hacerlos. Inclúyelos en tus tres días ahora. Todo tu esfuerzo de preparación dará resultados cuando te embarques en tu campaña de tres días. ¿Irías a la guerra sin tus armas? ¡Nunca! Ten preparado todo lo que necesitas y saldrás victorioso.

¡FUERA!

Tienes tus provisiones a la mano. Tu comida está preparada. Has elegido tus refuerzos de éxito. Los siguientes tres días ya están desplegados para ti. Has hecho toda la preparación, así que ahora lo único que tienes que hacer es seguirla. Por supuesto, aunque he diseñado tu plan de batalla de la misma forma en que lo hago para muchos de mis clientes, hay mucho sobre ti que desconozco. Puede haber ciertos alimentos que no te gustan o que no puedes comer porque eres alérgico o intolerante a ellos. Eso está bien. Si no te gusta el brócoli, por ejemplo, revisa la lista, encuentra otro elemento en la lista de verduras y sustitúyelo. Sólo no lo cambies por algo más de otra lista. Por ejemplo, puedes sustituir col rizada por brócoli, pero no puedes sustituir moras azules por brócoli.

Hay cosas negociables (qué verduras, qué frutas, qué refuerzos de éxito) y hay otras no negociables (comes los alimentos requeridos, tomas tu licuado, tu té y tu sopa, comes tantas veces como lo indique y haces los refuerzos de éxito aprobados para la quema-I). Sigue el plan, pero haz que trabaje para ti.

PLAN DIARIO DE LA QUEMA-I

Tu lista de pendientes de la quema-I

- ¿Conseguí todos los ingredientes necesarios para todas las recetas que prepararé?
- ¿Preparé 9 tazas (o más) del té de quema-I para conservarlas en el refrigerador?
- ¿Preparé 12 tazas (o más) de la sopa de quema-I para guardarlas en el refrigerador?
- Si estoy utilizando agua embotellada, ¿tengo suficiente para beber la tercera parte de mi peso en decilitros cada día, durante los siguientes tres días?
- ¿Ya sé cuáles serán mis refuerzos de éxito diarios, para cada día, y tengo todo lo que necesito para ellos?
-

Metas diarias de la quema-I

- Haz tres comidas y toma dos refrigerios. No te saltes ninguno, incluso si no tienes hambre.
- Bebe la tercera parte de tu peso en decilitros de agua. No se permite ninguna otra bebida, excepto el té de quema-I.
- Si bebes café o té con cafeína, reemplázalo con el té de quema-I.
- Come un tentempié de los alimentos libres o bebe un poco de sopa de quema-I o de té de quema-I entre comidas si te da hambre.
- No te olvides de tu refuerzo de éxito diario para la quema-I.

MAPA DE COMIDAS DE LA QUEMA-I

Aquí está un vistazo a tus tres días. Toma una foto con tu teléfono o saca una copia y consérvala contigo para que siempre sepas qué comer.

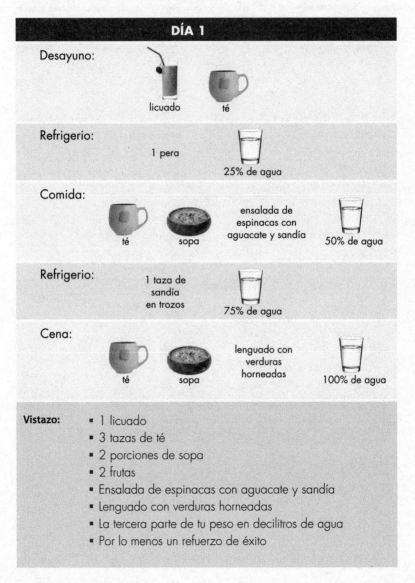

DÍA 1	
Desayuno:	licuado · té
Refrigerio:	1 pera · 25% de agua
Comida:	té · sopa · ensalada de espinacas con aguacate y sandía · 50% de agua
Refrigerio:	1 taza de sandía en trozos · 75% de agua
Cena:	té · sopa · lenguado con verduras horneadas · 100% de agua

Vistazo:
- 1 licuado
- 3 tazas de té
- 2 porciones de sopa
- 2 frutas
- Ensalada de espinacas con aguacate y sandía
- Lenguado con verduras horneadas
- La tercera parte de tu peso en decilitros de agua
- Por lo menos un refuerzo de éxito

DÍA 2

Desayuno:

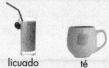

licuado   té

Refrigerio:

1 taza de sandía
en trozos

25% de agua

Comida:

                    ensalada de col
                                                        y humus

té   sopa

                                                                      50% de agua

Refrigerio:

1 pera

75% de agua

Cena:

                    verduras
                                                        horneadas sobre
                                                        "pasta"
té   sopa   de calabacitas

                                                                      100% de agua

Vistazo:
- 1 licuado
- 3 tazas de té
- 2 porciones de sopa
- 2 frutas
- Ensalada de col y humus
- Verduras horneadas sobre "pasta" de calabacitas
- La tercera parte de tu peso en decilitros de agua
- Por lo menos un refuerzo de éxito

DÍA 3

Desayuno:

licuado   té

Refrigerio:

1 toronja rosa
con canela

25% de agua

Comida:

té   sopa   sardinas
y pepinos

50% de agua

Refrigerio:

1 taza
de moras
azules

75% de agua

Cena:

té   sopa   ensalada
mexicana, sandía
con pimienta
de Cayena

100% de agua

Vistazo:

- 1 licuado
- 3 tazas de té
- 2 porciones de sopa
- 2 frutas
- Sardinas y pepinos
- Ensalada mexicana
- Sandía con pimienta de Cayena
- La tercera parte de tu peso en decilitros de agua
- Por lo menos un refuerzo de éxito

DÍA 1

CUANDO DESPIERTES

- Pésate. No lo volverás a hacer hasta pasados tres días. Utiliza este número para calcular cuánta agua beberás cada día por los siguientes tres días: una tercera parte de tu peso en decilitros. Si no tienes una báscula y no te interesan las cifras, no te preocupes. Probablemente sabes cuánto pesas por tu última visita al doctor. Calcula tu consumo de agua sobre esa cifra.
- Planea tu refuerzo de éxito para ese día y cuándo lo harás. Tal vez puedes añadir una taza de col rizada a tu licuado de la mañana.

DESAYUNO

- 1 porción de *licuado de quema-I*
- 1 taza de *té de quema-I*

NUTRICIÓN ESTRATÉGICA DE LA QUEMA-I: ARÁNDANOS

Los arándanos contienen poderosos fitonutrientes antiinflamatorios llamados antocianinas. También contienen bioflavonoides llamados quercetina, miricetina y kaempferol, que tienen propiedades antiinflamatorias y antihistamínicas naturales. Consúmelos frescos o congelados. Son equivalentes nutricionalmente.

REFRIGERIO A MEDIA MAÑANA

- 1 pera
- Termina 25% de tu agua.

COMIDA

- 1 taza de *té de quema-I*
- 1 porción (2 tazas) de *sopa de quema-I*
- 1 porción de *ensalada de espinacas con aguacate y sandía*

Si no quieres preparar esta receta, también puedes elegir una porción de verduras, una de proteína y una de grasa saludable de la lista de alimentos al final de este capítulo, además de tu té de quema-I y tu sopa de quema-I.

- Termina 50% de tu agua.

TARDE
- Termina 75% de tu agua. Probablemente no te sientas físicamente con hambre, pero si tienes el hábito de comer en exceso, beber agua puede ayudar a distraerte.

REFRIGERIO EN LA TARDE
- 1 taza de sandía en trozos
- Termina 75% de tu agua.

CENA
- 1 taza de *té de quema-I*
- 1 porción (2 tazas) de *sopa de quema-I*
- *Lenguado con verduras horneadas*

Al igual que con la comida, si ya decidiste no utilizar una receta, puedes elegir una porción de verduras, una de proteína y una de grasa saludable de la lista de alimentos al final de este capítulo, además de tu té de quema-I y tu sopa de quema-I.

EL PODER DE LOS HONGOS

La sopa de quema-I es una sopa vegetariana hecha con caldo de hongos, que calmará la inflamación y eliminará el exceso de líquidos en tu cuerpo. La clave son los hongos, que contienen un antioxidante llamado *ergotioneina*. Los científicos apenas empiezan a reconocer la ergotioneina como un "antioxidante maestro". También es un aminoácido que contiene azufre, el cual es muy bueno para tu piel.

NOCHE
- Termina 100% de tu agua.

AL ACOSTARTE

Ve a la cama a tiempo para dormir ocho horas y así mantener tu cuerpo
trabajando eficientemente. Esto también es importante para controlar las
hormonas de estrés y dar suficiente tiempo a los riñones y al sistema linfático para integrar los nutrientes y el apoyo que les diste durante el día.
Puedes necesitar ir al baño durante la noche, ya que tu cuerpo continúa
ajustándose al aumento en el consumo de líquidos. Es una buena señal
de que tus riñones y tu vesícula biliar están sacando la basura.

LOS RIÑONES Y LA SAL

La sal de mesa es uno de los peores alimentos para los riñones.
Desde una perspectiva médica occidental, cuando un individuo tiene
problemas en los riñones por presión alta o enfermedades renales,
los doctores analizan de cerca el consumo de sodio. Hemos adulte-
rado nuestra sal de mesa a tal grado que se ha vuelto nociva para
la función renal y el intercambio de líquido. En la medicina china, la
sal real, natural, es nutritiva para los riñones. Busca sal de mar celta
u otras sales naturales reales. Algunas son rosas, otras verdes o gri-
ses, y tienen motas de minerales en ellas.

DÍA 2

CUANDO DESPIERTES

- Mide tu cantidad de agua para el día —un tercio de tu peso en decilitros— y empieza a beber. El jugo de un limón exprimido en tu agua puede ayudarte a despertar tu cuerpo y a prepararte para el desayuno.
- Agenda tu refuerzo de éxito del día. Quizá es un buen día para intentar respiración o meditación en la mañana, o después del trabajo.

DESAYUNO

- 1 porción de *licuado de quema-I*
- 1 taza de *té de quema-I*

REFRIGERIO A MEDIA MAÑANA

- 1 taza de sandía en trozos
- Termina 25% de tu agua.

COMIDA

- 1 taza de *té de quema-I*
- 1 porción (2 tazas) de *sopa de quema-I*
- *Ensalada de col y humus*
- Termina 50% de tu agua.

NUTRICIÓN ESTRATÉGICA DE LA QUEMA-I: DAIKON

Daikon significa "gran raíz" en japonés. También se le conoce como rábano blanco. El daikon es un remedio común para la resaca porque tiene fuertes propiedades diuréticas y antiinflamatorias. Una de estas verduras tiene aproximadamente 2 gramos de proteína alcalizada.

TARDE

- Termina 75% de tu agua.

REFRIGERIO EN LA TARDE
- 1 pera

CENA
- 1 taza de *té de quema-I*
- 1 porción (2 tazas) de *sopa de quema-I*
- *Verduras horneadas sobre "pasta" de calabacitas*

NOCHE
- Termina 100% de tu agua.

AL ACOSTARTE

Ve a la cama a tiempo para dormir ocho horas y así mantener tu cuerpo trabajando eficientemente. Debes dormir bien esta noche; tu cuerpo ha pasado alrededor de treintaiséis horas desintoxicándose y debes sentirte limpio y en calma. Es posible que ya te estés ajustando al aumento en el consumo de líquido, pero si necesitas usar el baño durante la noche, de nuevo, recuerda que continúas sacando todo el líquido que has estado guardando. ¡Te verás notablemente más delgado en la mañana!

DÍA 3

CUANDO DESPIERTES
- Mide tu agua para el día —la tercera parte de tu peso en decilitros— y empieza a beber. Considera continuar bebiendo esta misma cantidad de agua, incluso después de que hayas conquistado esas tres libras, y hayas seguido adelante con tu vida. Siempre es una buena idea ayudar a tus riñones con una hidratación apropiada, y la mayoría de la gente no bebe suficiente agua. Planea tu refuerzo de éxito de ese día. Quizá un baño relajante con sales de Epsom esta noche sería la forma perfecta de terminar tu quema-I.

DESAYUNO
- 1 porción de *licuado de quema-I*
- 1 taza de *té de quema-I*

REFRIGERIO A MEDIA MAÑANA
- 1 toronja rosa con canela espolvoreada
- Termina 25% de tu agua.

COMIDA
- 1 taza de *té de quema-I*
- 1 porción (2 tazas) de *sopa de quema-I*
- 1 porción de *sardinas y pepinos*
- Termina 50% de tu agua.

TARDE
- Termina 75% de tu agua.

REFRIGERIO EN LA TARDE
- 1 taza de moras azules

CENA
- 1 taza de *té de quema-I*
- 1 porción (2 tazas) de *sopa de quema-I*
- 1 porción de *ensalada mexicana*
- 1 porción de *sandía con pimienta de Cayena*

NUTRICIÓN ESTRATÉGICA DE LA QUEMA-I: PIMIENTA DE CAYENA

La pimienta de Cayena contiene un fitonutriente llamado capsaicina, que es un antiinflamatorio poderoso y apoya al drenaje linfático y al balance del pH.

NOCHE
- Termina 100% de tu agua.

AL ACOSTARTE

Sólo porque los tres días terminan mañana no significa que puedas empezar a saltarte el sueño otra vez. Éste es un gran hábito que continuar. ¿Y mañana en la mañana? Tus anillos estarán más sueltos y notarás que tus tobillos se ven más delgados. Tu piel se verá radiante, más tonificada y joven porque no sólo disminuiste tu inflamación sino que nutriste todo tu sistema. Tu circulación es buena y tu cuerpo ya no está en modalidad de pánico, guardando hasta la última gota de agua. Adelante, ponte ese vestido entallado mañana. ¡Te quedará de maravilla!

OPCIONES DE QUEMA-I

Es posible que no puedas o no quieras comer todo lo que está en tu lista de compras de quema-I, pero siempre puedes sustituir un artículo por otro de la siguiente lista de alimentos. Si odias los espárragos o la sandía está fuera de temporada, o en verdad te gustaría más estar en una sauna que meditar, por supuesto podemos hacer que funcione. Tienes opciones.

A continuación se encuentra tu lista completa de alimentos para la quema-I. Si algo no está en la lista o es elegido como refuerzo de éxito, entonces no está en tu caja de herramientas; así que olvídalo.

LISTA DE ALIMENTOS DE LA QUEMA-I

ALIMENTOS LIBRES
¡Come tanto como quieras!

Apio	Limas
Pepino	Sopa de quema-I
Jícama	Limones
Rábanos	Té de quema-I

VERDURAS (EL TAMAÑO MÍNIMO DE UNA PORCIÓN ES 1 TAZA, EN CRUDO)

Acelgas suizas	Ejotes
Ajo	Espárragos
Alcachofa y corazones de alcachofa	Espinacas
	Espirulina
Algas kelp	Germen de alfalfa
Apio	Hojas de diente de león
Arúgula	Hongos (baby bella, maitake,
Berros	portobello, shiitake, botón
Betabel, raíces y hojas (verdes)	blanco)
Calabacitas	Jengibre
Camotes amarillos	Jícama
Camotes blancos	Jitomates
Cebolla (morada)	Nabos
Col (morada o verde)	Nabos blancos
Col berza	Palmitos
Col rizada	Pepinos
Coles de Bruselas	Pimiento (rojo)
Coliflor	Rábanos
Colinabo	Vegetales marinos
Daikon/rábano blanco	Zanahorias

FRUTAS (EL TAMAÑO DE LA PORCIÓN ES 1 PIEZA O 1 TAZA, Y PUEDES USAR FRESCAS O CONGELADAS)

Arándanos	Frambuesas
Caquis	Granadas
Cerezas	Limas

Limones   Piña
Moras azules   Sandía
Pera asiática   Toronja
Peras

PROTEÍNAS (EL TAMAÑO DE LA PORCIÓN ES DE 4 ONZAS DE CARNE/ POLLO, 6 ONZAS DE MARISCOS/PESCADO, 1 HUEVO, ½ TAZA DE LEGUMINOSAS, ½ TAZA DE GRANOS, ¼ DE TAZA DE NUECES/SEMILLAS, ½ TAZA DE HUMUS)

Alubias
Arroz salvaje germinado
Cangrejo
Cañihua, germinada (una
    semilla pequeña, similar a
    la quinoa, a veces llamada
    "quinoa bebé")
Frijoles adzuki (germinados)
Frijoles de soya
Frijoles negros
Huevos
Humus
Lentejas germinadas
Nueces crudas
Ostiones (en agua o en aceite
    de oliva o crudos)

Pavo
Pescado blanco (como
    lenguado, bacalao,
    mojarra, halibut o cualquier
    pescado blanco, de
    preferencia silvestre)
Pescado crudo (como sashimi)
Piñones
Quinoa, idealmente germinada
    o el grano completo
Sardinas enlatadas
Semillas de ajonjolí negras
Semillas de calabaza crudas,
    de preferencia germinadas
Semillas de girasol crudas, de
    preferencia germinadas

GRASAS (EL TAMAÑO DE LA PORCIÓN ES ¼ DE AGUACATE O 1 O 2 CUCHARADAS DE OTRA GRASA O ACEITE)

Aceite de oliva extravirgen
Aguacate

Leche de coco
Mantequilla de coco cruda

VARIOS

Canela
Chile de árbol molido
Cilantro fresco
Nuez moscada
Perejil fresco o seco

Pimienta de Cayena
Pimienta negra
Sal de mar
Semillas de apio Stevia
Xilitol

¡LO LOGRASTE! ¿AHORA QUÉ?

¡Felicidades! ¡Lo lograste! Tres días y estás disfrutando inmensos beneficios para tu salud, especialmente en tus riñones. Debes sentirte más delgado, tonificado y más radiante, y apuesto que tu piel luce fabulosa. Espero que vuelvas a tu rutina normal, pero tal vez dejando atrás algunos de tus hábitos no tan saludables. Ya lo lograste, costó trabajo, pero no estuvo tan mal, y ahora tienes otra herramienta que guardar en tu bolsillo. Sácala cuando sea que la necesites.

Muchos de mis clientes continúan tomando los licuados, los tés y las sopas que aman, incluso si ya no están en el programa. Tus riñones son tan importantes que siempre es una buena idea consumir alimentos que los nutran y los apoyen. Quizá te gustó el licuado. Bébelo como desayuno seguido. ¿El té sabe bien? Prepara una gran ración cada semana y bébelo frecuentemente. Si la sopa te hace sentir de maravilla, mantenla en tu refrigerador para una comida o una cena rápida, cuando no tienes tiempo de cocinar y quieres hidratarte y tomar un máximo antiinflamatorio rápido. Ahora éstas son herramientas en tu caja que puedes usar en cualquier contexto, cuando sea que las necesites.

¿DEBERÍAS HACERLO DE NUEVO?

Muchos de mis clientes vuelven a ser quemadores-I después de un viaje en el que comieron muchos alimentos ricos en sodio y conservadores, o después de vuelos en avión, que suelen hinchar a las personas, o incluso después de cambios de temperatura en el ambiente. Cuando hace calor y humedad, el cuerpo tiene dificultades para permanecer hidratado y puede hincharse, reteniendo líquidos. Cuando eso suceda, haz el plan de quema-I para eliminar rápidamente ese peso por exceso de líquidos.

Incluso si no estás viajando, hacer la quema-I periódicamente es tan restaurador y reparador que recomiendo repetirla al menos cuatro veces al año. Muchos de mis clientes la hacen al principio de cada estación, con el fin de reiniciar su cuerpo y prepararse para nuevos alimentos y un cambio climático. Si eso es muy seguido para ti, recomiendo hacerla al principio del invierno, un tiempo en que, de acuerdo con la medicina china, los riñones tienden a ser vulnerables al estrés. Hacer la quema-I periódicamente es preventivo. O hazla de manera terapéutica, cuando sea que notes los síntomas nuevamente. Tu cuerpo te dirá cuándo la necesitas.

CAPÍTULO SEIS

Quema-D: controlar la digestión

Es tiempo de hacer que tu membrana mucosa esté en excelente forma. Es tiempo de reestructurar tu digestión, limpiar tus pulmones y tu cavidad nasal, e inundarte con energía. Prepárate para eliminar la inflamación, presumir un abdomen plano y ¡sentirte fabuloso! Eres mi quemador-D ahora. Prepárate para hacer algo genial.

EN SUS MARCAS...

Si sabes lo que viene, es más probable que mantengas el rumbo. Esto es lo que sucederá durante los siguientes cinco días:

- Desayunarás durante los primeros treinta minutos después de despertar, todos los días. Esto es crucial para la quema-D porque, cuando duermes, el ritmo de tu respiración es bajo, tu respiración es menos profunda y tus intestinos no se mueven (al menos, ¡no deberían hacerlo!). Cuando te levantas y estás más activo, sin embargo, tu respiración se vuelve profunda y más rápida, y tu cuerpo se prepara para liberar los desechos que ha conservado durante toda la noche. Al añadir micronutrientes para reforzar y fortalecer la digestión, y ayudar a maximizar la liberación de oxígeno incluso antes de que las cosas empiecen de verdad, crearás un ambiente mejor para la digestión y la asimilación. Esto te lleva a digerir tus alimentos y a respirar mejor durante el resto del día.

- Tomarás un licuado de quema-D todos los días para desayunar, para un total de cinco licuados de quema-D durante el curso de cinco días. Prepara tu licuado de quema-D fresco, cada mañana.

- Beberás por lo menos 3 tazas de té de quema-D cada día, para un total de por lo menos 15 tazas durante el curso de cinco días. Puedes prepararlo con anticipación en una gran ración. Sólo calienta el té conforme lo necesites.

- Tomarás dos porciones de sopa de quema-D cada día (1 porción son 2 tazas), para un total de 10 porciones de 2 tazas. La primera porción será tu refrigerio a media mañana. La segunda será tu refrigerio en la tarde. Esta sopa para calmar la digestión impedirá que te dé hambre entre comidas. También puedes comer más si 2 tazas no te satisfacen. (En general les digo a mis clientes que no consuman más de 8 tazas de sopa al día. Realmente no hay una buena razón para tomar más de eso.) Por este motivo, tu receta te dejará algunos sobrantes.

- Tomarás comida y cena cada día, para un total de cinco comidas y cinco cenas. Cada una consistirá de una taza de té de quema-D y una receta de la sección de quema-D del capítulo 9, o una porción de verduras, una de granos (½ taza) y una de proteínas de la lista de alimentos de quema-D. Si hay algún alimento en este plan que no puedas comer o que no te guste, puedes sustituirlo por cualquier otro alimento de la misma categoría en la lista de alimentos al final de este capítulo. Sugiero algunas recetas para que las prepares y las enlisto en el mapa de comidas y en las descripciones diarias, pero las recetas como tales están en el capítulo 9. Todas las recetas de comida rinden una porción y todas las recetas de cenas rinden dos porciones, a menos que especifique que prepares más y guardes un poco para una comida después. Cuando esto suceda, te haré saber cuándo guardar la mitad en el congelador y cuándo sacarla la noche anterior a que la necesites para que pueda descongelarse. Por supuesto, siempre puedes duplicar o triplicar una receta si también quieres alimentar a un amigo de *Quémalo* o a otros miembros de tu familia con estas recetas deliciosas.

- Cerca de una hora antes de acostarte cada noche tomarás un refrigerio de fruta cocida. ¿Sabes lo que dicen sobre las pasas y la constipación? Eso se aplica a muchos tipos de frutas cocidas. Cuando comes frutas cocidas en la noche, no sólo ayuda a que tus intestinos se muevan la mañana siguiente, sino que calma tu tracto gastrointestinal y alimenta la flora intestinal benéfica. Es un remedio digestivo potente que tendrá un buen efecto de desintoxicación.

- Revisa la lista de alimentos libres. Puedes añadir cualquiera de estos alimentos a cualquier comida o refrigerio del día si necesitas más comida. Los alimentos libres de la quema-D son:
  - Col cultivada/fermentada (comprada o hecha en casa)
  - Col rizada
  - Kimchi
  - Limas
  - Limones
  - Salsa cultivada/fermentada (comprada o hecha en casa)
  - Sopa de quema-D
  - Té de quema-D
  - Zanahorias
- Mastica cada bocado al menos quince o veinte veces. Eso facilita el trabajo de tu sistema digestivo, lo que es importante en extremo para la quema-D.
- Beberás la tercera parte de tu peso en decilitros de agua cada día. Te lo recordaré a lo largo del día en tu mapa de comidas y en tu agenda diaria, pero intenta terminar 25% de tu agua para media mañana, 50% para la comida, 75% para la cena y 100% cuando te vayas a acostar. Prefiero que uses agua de manantial de alta calidad si puedes. Si esto no es posible, por lo menos usa alguna clase de sistema de purificación en lugar de tomar agua de la llave.
- Tu plan diario incluirá un refuerzo de éxito. Escogerás los que quedan mejor en tu agenda y en tu vida de la lista de opciones al final de este capítulo. (Encontrarás descripciones detalladas de todos los refuerzos de éxito, con instrucciones sobre cómo hacerlos, en el capítulo 8.) Éstos incluyen ejercicios específicos para quema-D; alimentos que añadir a tu licuado, té o sopa, y otras prácticas fáciles e intensas que facilitarán el trabajo que hacemos sobre tus sistemas digestivo y respiratorio durante los siguientes cinco días.
- Comprarás todo lo que necesitas antes de que empieces, para que nunca te quedes atascado, sin los alimentos del plan. Prepara tu té y tu sopa con anticipación, y consérvalos en el refrigerador. También

puedes preparar cualquiera de las comidas antes si sabes que estarás presionado por tiempo y no querrás cocinar. Sugiero que hagas tu licuado de quema-D cada mañana para un mejor sabor y una mejor carga nutritiva.

- Este capítulo contiene una lista de compras para todo lo que vas a comer en este plan. Recuerda que siempre puedes sustituir cualquier alimento que no te guste o no puedas comer por otro de la misma categoría en la lista de alimentos: fruta por fruta, proteína por proteína. No olvides añadir a tu lista de compras cualquier cosa que necesites para los refuerzos de éxito que elegiste.

LISTA DE COMPRAS DE LA QUEMA-D

Asegúrate de revisar lo que ya tienes a la mano antes de comprar todo lo de la lista. Probablemente ya tienes algunas de estas cosas en tu congelador y en tu alacena. Considera que en algunos casos te diré la cantidad específica de algo, como 5 cucharaditas de semillas de chía. No sabemos en qué cantidades venden las semillas de chía (por ejemplo) cerca de ti, así que te doy la cantidad específica que necesitarás para que compres el producto en un tamaño apropiado o determines si ya tienes suficiente en casa. Asimismo, considera que muchas tiendas naturistas te permiten comprar ingredientes a granel, así que puedes comprar la cantidad exacta que necesitas si es que tienes esa opción.

GUÍA DE PORCIONES

Una nota especial sobre el tamaño de las porciones: las porciones de las recetas y los alimentos en la lista de alimentos son para cualquier persona, hombre o mujer, sin importar cuánto peso necesitas perder. Todos los rendimientos de proteínas son de 4 onzas para carne o pollo y 6 onzas para mariscos o pescado. ¿Necesitas más si eres hombre o si tienes más peso que perder? En realidad, no. Sólo necesitas suficiente proteína para proveer los bloques a la reparación y esta cantidad es suficiente. Si sientes que necesitas más comida, recuerda que siempre puedes tomar sopa, té y alimentos libres ilimitados. Llénate con sopa y té porque son fuentes poderosas de reparación. El agua llena también, y beberás mucha.

Otro recordatorio: si hay algún alimento que no te guste o que no puedas comer, no esté disponible en tu área o no esté en temporada, y no se vea muy bien, cámbialo por cualquier otro dentro de la misma categoría en la lista de alimentos al final de este capítulo: fruta por fruta, verdura por verdura, proteína por proteína.

ALIMENTOS LIBRES

Col cultivada/fermentada (comprada o hecha en casa; ve la página 206 para instrucciones simples de cómo fermentar tus propias verduras)

Col rizada

Kimchi

Limas

Limones

Salsa cultivada/fermentada (comprada o hecha en casa)

Sopa de quema-D

Té de quema-D

Zanahorias

VERDURAS

2 cabezas de ajo

1 cabeza de apio

2 cabezas de brócoli o 1 bolsa de 16 onzas de floretes

2 calabacitas amarillas

6 calabacitas medianas (alrededor de 9 pulgadas de largo)

4 camotes amarillos medianos

1 cebolla morada

4 cebollas blancas

4 cebollitas de cambray grandes

1 o 2 chiles jalapeños (más si te gusta la sopa picante)

½ cabeza de col morada

1 cabeza de coliflor

1 libra de ejotes

1½ libras de espárragos

2 bulbos de hinojo

½ libra de hongos shiitake

470 mililitros de jitomates cherry

2 latas de 14½ onzas de jitomates orgánicos, picados o enteros

3 pepinos

1 pimiento verde

3 pimientos rojos

5 zanahorias grandes

FRUTAS

1 lima

1 taza de pasas

6 limones

1 pera

3 manzanas verdes

PROTEÍNAS

2 cucharadas de ajonjolí

1 libra de carne de res molida
magra

1 libra de filete o bistec

2 filetes de salmón (6 onzas
cada uno)

1 lata de 15 onzas de frijoles
negros

1 taza de lentejas secas

1 taza de linaza

1 libra de pavo
molido

½ taza de piñones

1½ tazas de quinoa seca

1½ tazas de semillas de
calabaza crudas

5 cucharaditas de semillas
de chía

GRASAS

3 cucharadas de aceite de
coco

9 cucharadas de aceite de
oliva extravirgen

8 cucharadas de aceite de
semilla de uva

HIERBAS, ESPECIAS, ENDULZANTES Y VARIOS

2½ tazas de albahaca fresca

4½ cucharadas de
aminoácidos de coco o de
salsa tamari (o cualquier
otra salsa de soya sin
gluten)

10 ramas de canela o 15
cucharadas de canela
molida

1½ cucharadas de chile en
polvo

2¼ cucharaditas de chile de
árbol molido

1 cucharadita de chile chipotle
molido

1 manojo de cilantro fresco

2 manojos de cilantro o perejil
frescos, o el suficiente para
1 taza picada

3½ cucharaditas de comino
molido

1½ tazas de consomé de pollo

32 onzas de consomé de pollo
o de verduras (orgánico,
deslactosado)

1 caja de consomé de res o de
pollo

½ cucharadita de granos de
pimienta

1 pieza de jengibre fresco de
5 pulgadas

1 hoja seca de laurel

1 manojo de menta fresca

¼ de cucharadita de nuez
moscada molida

2½ cucharaditas de orégano
seco

½ cucharada de páprika

1 manojo de perejil fresco
1½ cucharadas de romero
   fresco
1½ cucharaditas de romero
   seco
3 cucharadas de sal de mar
2 cucharadas de salsa tamari

10 bolsas de té de menta o
   hierbabuena
10 bolsas de té de orozuz
¼ de cucharadita de tomillo
   seco
Opcional: xilitol o Stevia

LISTOS...

¿Estás listo para empezar a cocinar? En el plan de quema-D es muy importante preparar lo más que puedas. A menudo pongo a mis clientes trabajadores en este plan. No tienen tiempo para preparar una comida durante la semana porque siempre están en la oficina (¡incluso si su oficina está en su casa!). Entre más cosas prepares con anticipación, más tranquila será tu semana. Preparar te permitirá hacer el plan en piloto automático mientras de enfocas en tu carrera, en tu familia y en tu vida. Empieza el lunes y para el viernes no podrás creer lo diferente que te ves y te sientes, ¡y casi no habrás notado que estabas siguiendo un plan!

Es importante preparar tu té de quema-D y tu sopa de quema-D al menos un día antes de empezar, porque esto puede tomar algún tiempo y no quieres despertar y decidir que no tienes tiempo para hacer el té o hacer la sopa para un refrigerio. Estos dos, junto con tu licuado de quema-D, son el centro de tu comida de la semana. Divide las porciones en contenedores individuales. Cada mañana, prepara tu licuado, calienta tu té y disfruta. Si trabajas fuera de casa, lleva contigo al trabajo un termo con sopa y otro con té, junto con tu comida, que usualmente son las sobras de la cena anterior. Todas las recetas para tus comidas están en el capítulo 9, así que revisa esa sección para ver qué puedes preparar antes.

También es momento de escoger tus refuerzos de éxito. Encontrarás descripciones detalladas acerca de cómo hacerlos y lo que necesitarás en el capítulo 8, pero esta lista te permitirá elegir lo que te interesa para que consigas todo lo que necesites.

REFUERZOS DE ÉXITO DE LA QUEMA-D

EJERCICIO
- 30 a 45 minutos de cardio vigoroso, como correr, raquetbol, una clase de aerobics o de *spinning*

PARA AÑADIR A TU LICUADO
- ¼ de taza de jugo de áloe vera

PARA AÑADIR A TU TÉ
- 1 bolsa de té de *pau d'arco*

PARA AÑADIR A TU SOPA
- 1 taza de hinojo picado

REFUERZOS FÁCILES

- Aceite de nim
- Automasaje con aceite esencial: orégano, nuez moscada, menta, cardamomo, clavo
- Baño desintoxicante con té de *pau d'arco*
- Enjuague bucal con aceite
- Esencias florales
- Extracto de hojas de olivo
- Polvo de nogal negro
- Protocolo de suplementos estratégicos de la quema-D
- Reflexología
- Remojar nueces, semillas, granos y leguminosas
- Verduras cultivadas/fermentadas
- Vinagre de manzana crudo

REFUERZOS INTENSOS

- Masaje con piedras calientes
- Sauna seca
- Tomas de pasto de trigo

Elige los cinco (o más) que te interesen y revisa el capítulo 8 para ver qué llevarás a cabo exactamente. Puedes hacer el mismo diario o escoger cinco refuerzos de éxito, completamente diferentes, o más, para hacerlo más interesante. Haz tiempo para ellos en tus siguientes cinco días para que te asegures de hacer uno cada día. Haré sugerencias en tu día a día sobre lo que puedes intentar y cuándo, pero tu agenda de refuerzos de éxito depende totalmente de ti.

¡FUERA!

Aquí están tus días de quema-D, desplegados paso a paso, por día y por comida. Todo debe estar en su lugar ya y tú debes tener todos tus suministros y todos tus alimentos. Recuerda que siempre hay elementos negociables en *Quémalo*. Puedes intercambiar alimentos que no te gusten, porción por porción, con alimentos dentro de cierta categoría (como verdura, fruta y proteína), pero el licuado, el té y la sopa son *requerimientos* para que este plan tenga éxito. También lo es por lo menos un refuerzo de éxito al día, para un total mínimo de cinco. Sigue el plan, pero hazlo tuyo. Empecemos a quemar.

PLAN DIARIO DE QUEMA-D

Tus pendientes de quema-D

- ¿Conseguí todos los ingredientes necesarios para las recetas que prepararé?
- ¿Preparé 15 tazas (o más) de té de quema-D para guardarlas en el refrigerador?
- ¿Preparé 20 tazas (o más) de sopa de quema-D para guardarlas en el refrigerador?
- Si uso agua embotellada, ¿tengo suficiente para beber la tercera parte de mi peso en decilitros al día durante los siguientes cinco días?
- ¿Tengo todo lo que necesito para hacer mis refuerzos de éxito de quema-D?

Metas diarias de quema-D

- Consume tres comidas y tres refrigerios. No te saltes ninguno, incluso si no tienes hambre.
- Bebe la tercera parte de tu peso en decilitros de agua.
- Reemplaza tu taza de café o té con cafeína con el té de quema-D.
- Si te da hambre entre comidas y refrigerios, o cualquier comida o refrigerio no te parece suficiente, siempre puedes tomar más sopa de quema-D o cualquiera de los alimentos libres de quema-D (ve la lista de compras).
- No olvides tu refuerzo de éxito diario para la quema-D.

MAPA DE COMIDAS DE QUEMA-D

Aquí está un vistazo a tus cinco días. Toma una foto con tu teléfono o saca una copia y tenla contigo para que sepas qué comer.

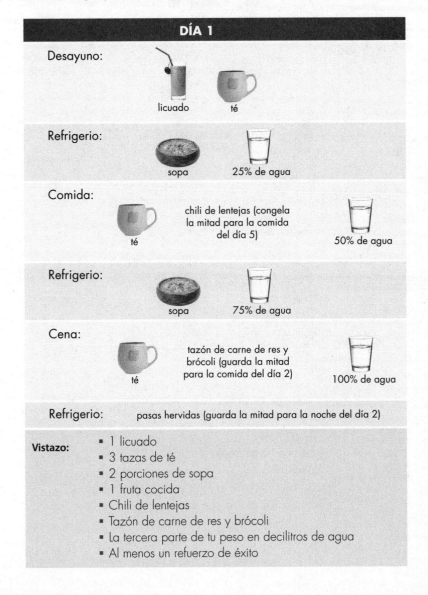

DÍA 1

Desayuno:
licuado   té

Refrigerio:
sopa   25% de agua

Comida:
té   chili de lentejas (congela la mitad para la comida del día 5)   50% de agua

Refrigerio:
sopa   75% de agua

Cena:
té   tazón de carne de res y brócoli (guarda la mitad para la comida del día 2)   100% de agua

Refrigerio: pasas hervidas (guarda la mitad para la noche del día 2)

Vistazo:
- 1 licuado
- 3 tazas de té
- 2 porciones de sopa
- 1 fruta cocida
- Chili de lentejas
- Tazón de carne de res y brócoli
- La tercera parte de tu peso en decilitros de agua
- Al menos un refuerzo de éxito

DÍA 2

Desayuno:

licuado

té

Refrigerio:

sopa

25% de agua

Comida:

té

tazón de carne de res
y brócoli que sobró

50% de agua

Refrigerio:

sopa

75% de agua

Cena:

té

pastel de carne (guarda
la mitad para la comida
del día 3)

100% de agua

Refrigerio: pasas hervidas que sobraron

Vistazo:
- 1 licuado
- 3 tazas de té
- 2 porciones de sopa
- 1 fruta cocida
- Tazón de carne de res y brócoli
- Pastel de carne
- La tercera parte de tu peso en decilitros de agua
- Al menos un refuerzo de éxito

DÍA 3

Desayuno:

licuado   té

Refrigerio:

sopa   25% de agua

Comida:

té   pastel de carne
que sobró
          50% de agua

Refrigerio:

sopa   75% de agua

Cena:

té   calabacitas rellenas
(guarda la mitad para
la comida
del día 4)
          100% de agua

Refrigerio: pera cocida (guarda la mitad para la noche del día 4)

Vistazo:
- 1 licuado
- 3 tazas de té
- 2 porciones de sopa
- 1 fruta cocida
- Pastel de carne
- Calabacitas rellenas
- La tercera parte de tu peso en decilitros de agua
- Al menos un refuerzo de éxito

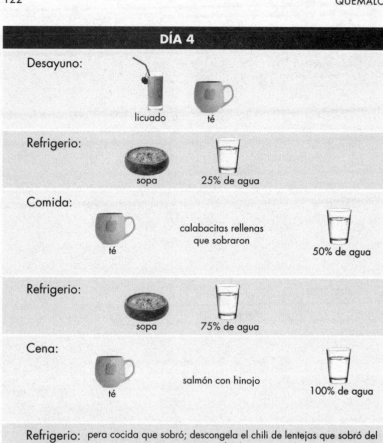

DÍA 4

Desayuno:

licuado · té

Refrigerio:

sopa · 25% de agua

Comida:

té · calabacitas rellenas que sobraron · 50% de agua

Refrigerio:

sopa · 75% de agua

Cena:

té · salmón con hinojo · 100% de agua

Refrigerio: pera cocida que sobró; descongela el chili de lentejas que sobró del día 1

Vistazo:
- 1 licuado
- 3 tazas de té
- 2 porciones de sopa
- 1 fruta cocida
- Calabacitas rellenas
- Salmón con hinojo
- La tercera parte de tu peso en decilitros de agua
- Al menos un refuerzo de éxito

DÍA 5

Desayuno:

licuado té

Refrigerio:

sopa 25% de agua

Comida:

té

chili de lentejas
que sobró de la
comida del día 1

50% de agua

Refrigerio:

sopa 75% de agua

Cena:

té

maravilla
italiana

100% de agua

Refrigerio: ½ manzana verde horneada

Vistazo:
- 1 licuado
- 3 tazas de té
- 2 porciones de sopa
- 1 fruta cocida
- Chili de lentejas
- Maravilla italiana
- La tercera parte de tu peso en decilitros de agua
- Al menos un refuerzo de éxito

DÍA 1

CUANDO DESPIERTES

- Pésate. No volverás a hacerlo hasta después de que termine el plan. Usa esta cifra para calcular cuánta agua beberás cada día durante los siguientes cinco días: la tercera parte de tu peso en decilitros. Si no tienes una báscula, sigue lo que pesaste en la última cita del doctor.
- Agenda tu refuerzo de éxito del día. Quizá empieces la quema-D con una sesión matutina de cardio vigoroso, como una clase de *spinning* o trotar en el parque.

DESAYUNO

- 1 porción de *licuado de quema-D*
- 1 taza de *té de quema-D*

REFRIGERIO A MEDIA MAÑANA

- 1 porción (2 tazas) de *sopa de quema-D*
- Termina 25% de tu agua.

DATO NUTRICIONAL DE LA QUEMA-D

Las semillas de chía vienen de una angiosperma de la familia de la menta, y son ricas en ácidos alfa linoleicos. Este ácido graso no sólo ayuda a sanar la membrana mucosa, sino que estimula una vía metabólica específica al aumentar el metabolismo corporal completo.

COMIDA

1 taza de *té de quema-D*
1 porción de *chili de lentejas* (congela la mitad en un recipiente para tu comida del día 5)

Si no deseas preparar esta receta o si prefieres comer algo más también puedes elegir una porción de verduras, una de almidón y una de proteína de la lista de alimentos al final de este capítulo, además de tu té de quema-D.

- Termina 50% de tu agua.

TARDE
- Termina 75% de tu agua.

REFRIGERIO EN LA TARDE
- 1 porción (2 tazas) de *sopa de quema-D*

CENA
- 1 taza de *té de quema-D*
- 1 porción de *tazón de carne de res* y brócoli

Separa la mitad de la receta para la comida de mañana.

Al igual que con la comida, en lugar de esta receta puedes elegir 1 porción de verduras, de granos y de proteínas de la lista de alimentos al final de este capítulo, además de tu té de quema-D.

REFRIGERIO EN LA NOCHE
Mezcla 1 taza de pasas, ½ taza de agua y 1 cucharada de jugo de limón. Hierve a fuego lento durante 20 o 30 minutos, o hasta que estén suaves. Separa la mitad para mañana en la noche y disfruta el resto alrededor de una hora antes de dormir.

NOCHE
- Termina el resto de tu agua si no lo has hecho ya.

AL ACOSTARTE
Es posible que necesites levantarte durante la noche para usar el baño mientras tu cuerpo se acostumbra al aumento en la ingesta de líquidos, pero asegúrate de que duermas al menos ocho horas. Esto es crucial para la reparación digestiva porque el sistema nervioso simpático regula la digestión y la peristalsis (el movimiento de tus intestinos para empujar la comida). Si no entras en un sueño profundo para apoyar al sistema nervioso parasimpático, entonces el sistema nervioso simpático no será tan eficiente. ¡Así que apaga la televisión y vete a la cama!

DÍA 2

CUANDO DESPIERTES

- Mide tu agua para el día: la tercera parte de tu peso en decilitros. Si tienes problemas para recordar lo del agua, pon alarmas en tu teléfono a lo largo del día para mantenerte en el buen camino. Agenda tu refuerzo de éxito del día. ¿Qué te parece si te enjuagas la boca con aceite en la mañana antes de lavarte los dientes?

DESAYUNO

- 1 porción de *licuado de quema-D*
- 1 taza de *té de quema-D*

DATO NUTRICIONAL DE LA QUEMA-D

El jengibre estimula la liberación de enzimas digestivas que ayudan a degradar los nutrientes en la comida. También asienta el estómago y elimina la inflamación abdominal.

REFRIGERIO A MEDIA MAÑANA

- 1 porción (2 tazas) de *sopa de quema-D*
- Termina 25% de tu agua.

COMIDA

- 1 taza de *té de quema-D*
- 1 porción de *tazón de carne de res* y brócoli que sobró
- Termina 50% de tu agua.

TARDE

- Termina 75% de tu agua.

REFRIGERIO EN LA TARDE

- 1 porción (2 tazas) de *sopa de quema-D*

CENA

- 1 taza de té de *quema-D*
- 1 porción de *pastel de carne*

Separa la mitad de la receta para la comida de mañana.

CONSEJO PARA LA QUEMA-D

¡No olvides masticar cada bocado entre quince y veinte veces! Esto es muy importante para facilitar la digestión.

REFRIGERIO EN LA NOCHE

- Pasas hervidas que sobraron, recalentadas con cuidado

NOCHE

Pocas horas antes de irte a dormir, termina el resto de tu agua. También evalúa cómo te sientes. ¿Notas algún cambio digestivo? ¿Cómo está tu inflamación? Es posible que ya notes un abdomen más plano.

AL ACOSTARTE

Éste no es momento para saltarte horas de sueño. Tu cuerpo está pasando por una renovación digestiva muy grande, así que duerme tus ocho horas. Si te despiertas muy seguido para ir al baño, intenta terminar tu agua dos o tres horas antes de acostarte.

DÍA 3

CUANDO DESPIERTES

- Mide tu agua para el día. En lugar de llenar vasos de agua durante el día, ayuda tener la cantidad exacta que debes beber, para que cumplas con tus porcentajes y la termines en la noche. Agenda tu refuerzo de éxito del día. Quizá puedes añadir jugo de áloe vera a tu licuado de quema-D, o té de *pau d'arco* a tu té de quema-D.

DESAYUNO

Mientras disfrutas tu desayuno, toma unos momentos tranquilos, en silencio, para prepararte y beber tu licuado y tu té.

- 1 porción de *licuado de quema-D*
- 1 taza de *té de quema-D*

REFRIGERIO A MEDIA MAÑANA

- 1 porción (2 tazas) de *sopa de quema-D*
- Termina 25% de tu agua.

DATO NUTRICIONAL DE LA QUEMA-D

La col morada es rica en fitonutrientes llamados flavonoides. La antocianina, el flavonoide que hace que la col morada sea morada, reduce la inflamación en el tracto gastrointestinal y previene que el colesterol se oxide (o se convierta en la forma peligrosa de colesterol) en los intestinos.

COMIDA

- 1 taza de *té de quema-D*
- 1 porción de *pastel de carne* que sobró
- Termina 50% de tu agua.

TARDE

- Termina 75% de tu agua.

REFRIGERIO EN LA TARDE

- 1 porción (2 tazas) de *sopa de quema-D*

CENA

- 1 taza de *té de quema-D*
- 1 porción de *calabacitas rellenas*

Separa la mitad de la receta para la comida de mañana.

REFRIGERIO EN LA NOCHE

Corta una pera en trozos y espolvoréalos con una pizca de nuez moscada. Calienta la pera en una sartén a fuego bajo con una cucharada de agua hasta que esté tibia. Disfruta la mitad antes de dormir y guarda la otra mitad para mañana en la noche.

NOCHE

Pocas horas antes de dormirte, termina el resto de tu agua. También evalúa cómo respondiste a las recetas de hoy. ¿Notas alguna diferencia cuando comes ciertos alimentos y dejas de comer otros? ¿Estás disfrutando tu descanso del gluten y los lácteos, o los extrañas? Pon atención a cómo tu cuerpo responde a cada cosa que comes para que puedas conocer mejor tu digestión.

AL ACOSTARTE

Ve a la cama temprano para que añadas combustible a tu quema de grasa y a tu reparación digestiva. Esa fruta cocida en las noches también debe ayudarte a que todo se mueva tranquilamente en la mañana.

DÍA 4

CUANDO DESPIERTES

- Mide tu agua para el día. ¿Te estás acostumbrando a beber tanta agua o todavía te cuesta trabajo? Sigue. El agua es increíblemente importante para facilitar la digestión.
- Agenda tu refuerzo de éxito del día. ¿Qué tal algo un poco más difícil, como una toma de pasto de trigo?

DESAYUNO

- 1 porción de *licuado de quema-D*
- 1 taza de *té de quema-D*

REFRIGERIO A MEDIA MAÑANA

- 1 porción (2 tazas) de *sopa de quema-D*
- Termina 25% de tu agua.

COMIDA

- 1 taza de *té de quema-D*
- 1 porción de *calabacitas rellenas* que sobraron
- Termina 50% de tu agua.

TARDE

- Termina 75% de tu agua.

DATO NUTRICIONAL DE LA QUEMA-D

El hinojo ha sido utilizado durante siglos como un tónico para los pulmones y el intestino grueso en culturas indígenas y en sistemas médicos como la medicina china y ayurvédica. Es alto en fibra, que absorbe agua, y también se utiliza como laxante para mover los intestinos.

REFRIGERIO EN LA TARDE

- 1 porción (2 tazas) de *sopa de quema-D*

CENA
- 1 taza de *té de quema-D*
- 1 porción de *salmón con hinojo*

REFRIGERIO EN LA NOCHE
Come la mitad de la pera cocida que preparaste ayer en la noche.

NOCHE
Pocas horas antes de dormirte, termina el resto de tu agua. Saca del congelador las sobras de chili de lentejas de la comida del día 1 y déjalas descongelar para mañana. También evalúa tu progreso durante algunos minutos. ¿Cómo está la grasa amarilla? ¿Se está reduciendo esa capa gruesa? ¿Estás viendo mayor tono muscular y mejor piel? ¿Tus pulmones se sienten despejados? Nota los cambios para que puedas apreciar mejor los beneficios de tu arduo trabajo.

AL ACOSTARTE
¡Sólo falta un día más! Estás haciendo un gran trabajo. Ve a la cama y ten dulces sueños sobre lo fabuloso que te verás al terminar el día de mañana.

DÍA 5

CUANDO DESPIERTES

- ¡Sigue bebiendo esa agua! Éste es un hábito que puedes continuar, incluso cuando ya hayas terminado el plan de quema-D. Siempre te beneficiará beber la tercera parte de tu peso en decilitros de agua, ya sea que estés en alguna dieta o no.
- Agenda tu refuerzo de éxito del día. Una relajante sauna seca o un masaje con piedras calientes sería una forma maravillosa de terminar la quema-D.

DESAYUNO

- 1 porción de *licuado de quema-D*
- 1 taza de *té de quema-D*

REFRIGERIO A MEDIA MAÑANA

- 1 porción (2 tazas) de *sopa de quema-D*
- Termina 25% de tu agua.

COMIDA

- 1 taza de *té de quema-D*
- 1 porción de *chili de lentejas* que sobró

DATO NUTRICIONAL DE LA QUEMA-D

Las lentejas, esas pequeñas leguminosas ricas en fibra, previenen que los azúcares fluyan rápidamente del tracto gastrointestinal hacia el torrente sanguíneo después de una comida. También estimulan las hormonas que te hacen sentir lleno.

- Termina 50% de tu agua.

TARDE

- Termina 75% de tu agua.

REFRIGERIO EN LA TARDE
- 1 porción (2 tazas) de *sopa de quema-D*

CENA
- 1 taza de *té de quema-D*
- 1 porción de *maravilla italiana*

REFRIGERIO EN LA NOCHE
Toma la última mitad de manzana verde que dejaste después de preparar tu licuado del día 5. Espolvoréale canela, pásala a un recipiente para hornear, añade una cucharada de agua, cúbrela y hornéala a 400°F durante 20 minutos. Disfrútala como refrigerio en la noche.

NOCHE
Pocas horas antes de dormirte, termina el resto de tu agua. Estás a sólo una buena noche de sueño del final de la quema-D, así que mírate muy bien en el espejo. ¿Te ves diferente? ¿Te sientes diferente? Pon particular atención a tu abdomen, cintura, torso y espalda superior. ¿Puedes ver que has reducido grasa en estas zonas? También evalúa tu energía. Si te sientes más activo que antes, considera qué hábitos de la quema-D quieres mantener contigo el resto de tu vida. ¿La sopa? ¿El té? ¿El licuado de la mañana? ¿Cualquiera de esos fabulosos refuerzos de éxito? Todos son tuyos para siempre.

AL ACOSTARTE
Es el final del quinto día y te ves completamente fabuloso. ¿Notas que estás durmiendo mejor ahora que cuando empezaste la semana? Duerme largo y tendido esta noche y espera a ver lo bien que te sentirás y te verás en la mañana.

OPCIONES DE LA QUEMA-D
Así como con todos estos planes, quiero que sigas lo que mejor se acomoda a tus preferencias. Es posible que no te guste o que no puedas comer ninguno de los alimentos que incluí para ti en las recetas del plan de quema-D. Está bien. Si quieres dejar algo fuera, puedes sustituir cualquier artículo por algo de la misma categoría en la lista. Por ejemplo, si odias los espárragos, sustitúyelos con col, pero no con higos. Puedes tomar frijoles adzuki en lugar de búfalo, pero no en vez de col china.

Ésta es tu lista completa de alimentos para la quema-D. Sabes lo que diré a continuación: si no está en la lista, entonces no es parte de tus siguientes cinco días. Enseguida encontrarás tu lista de todas las opciones aceptables para los refuerzos de éxito de la quema-D.

LISTA DE ALIMENTOS DE LA QUEMA-D

ALIMENTOS LIBRES
¡Come todo lo que quieras!

Col cultivada/fermentada
   (comprada o hecha en casa)
Col rizada
Kimchi
Limas
Limones

Salsa cultivada/fermentada
   (comprada o hecha en casa)
Sopa de quema-D
Té de quema-D
Zanahorias

VERDURAS (EL TAMAÑO MÍNIMO DE UNA PORCIÓN ES 1 TAZA, EN CRUDO)

Acelgas suizas
Ajo
Apio
Berros
Brócoli
Calabacitas
Calabaza
Calabaza de invierno o verano
Camotes amarillos
Camotes blancos
Cebollas, cualquier tipo
Cebollitas de cambray
Chalotes
Chiles
Chiles jalapeños
Col (verde y morada)

Col berza
Col china
Coliflor
Ejotes
Endibia
Espárragos
Espinacas
Hinojo
Hongos (shiitake)
Jitomates
Nabos
Pepino
Pimientos (verdes y rojos)
Poros
Zanahorias

FRUTAS (EL TAMAÑO DE LA PORCIÓN ES 1 PIEZA O 1 TAZA)

Las frutas son sólo para después de la cena y deben estar cocidas, con excepción de la manzana verde para tu licuado, y limones y limas para el sabor.

Higos frescos	Pasas
Limas	Pera asiática
Limones	Peras
Manzanas verdes	Piña
Papaya	

PROTEÍNAS (EL TAMAÑO DE LA PORCIÓN ES DE 4 ONZAS DE CARNE O POLLO, 6 ONZAS DE PESCADO, 1 HUEVO, ½ TAZA DE FRIJOLES O ¼ DE TAZA DE NUECES O SEMILLAS)

Ajonjolí crudo	Lentejas
Alce	Linaza
Almendras crudas	Nueces crudas
Alubias	Nueces de Brasil crudas
Anacardos crudos	Pavo
Animales de caza (cualquier clase)	Pecanas crudas
Bistec	Piñones crudos
Búfalo	Pistaches crudos
Cordero	Pollo
Frijoles adzuki	Salmón
Frijoles lima	Semillas de calabaza crudas
Frijoles negros	Semillas de chía
Garbanzos	Semillas de girasol crudas
Huevos	

GRASAS (EL TAMAÑO DE LA PORCIÓN ES 1 A 2 CUCHARADAS)

Aceite de coco	Aceite de semilla de uva
Aceite de oliva extravirgen	

GRANOS (OPCIONAL: EL TAMAÑO DE LA PORCIÓN ES ½ TAZA, COCIDA)

Arroz salvaje germinado	Quinoa germinada

REMOJAR Y GERMINAR

A algunas personas les cuesta trabajo digerir los granos porque éstos contienen ciertos elementos protectores que dificultan la digestión. Remojar los granos inicia el proceso de germinación, lo que aumenta el contenido de celulosa y fibra y hace que el grano cobre vida al activar enzimas que estaban dormidas. Es como añadir agua a una semilla. Transforma el grano en una planta viva. Esto elimina los elementos que estorban y activa las enzimas que mejoran la digestión. Yo siempre recomiendo que los granos estén germinados, si es posible, y esto es importante en la quema-D, ya que estamos reparando la digestión. Puedes comprar muchos granos ya germinados (el paquete dirá si lo están) o puedes hacerlo tú mismo. Sólo remójalos en agua limpia, en una jarra de vidrio a temperatura ambiente durante veinticuatro horas, luego enjuágalos y cuécelos. Esto también funciona para semillas, nueces y leguminosas. Lo que puedas germinar, adelante. ¡Tu digestión te lo agradecerá!

VARIOS (PUEDES USARLOS FRESCOS O SECOS)

Albahaca
Caldo (res, pollo, verduras)
Canela
Chile chipotle
Chile de árbol molido
Chile en polvo
Cilantro
Clavo
Comino
Cúrcuma
Jengibre
Kéfir deslactosado (comprado o hecho en casa)
Kombucha (una clase de té fermentado)
Laurel

Menta
Nuez moscada
Orégano
Páprika
Perejil
Pimienta negra
Romero
Sal de mar
Salsa tamari o aminoácidos de coco
Semillas de *psyllium* (sin gluten)
Stevia
Té de menta
Té de orozuz
Tomillo
Xilitol

¿QUÉ ES EL KÉFIR?

El kéfir es similar a un yogur bebible ligero y contiene bacterias benéficas que tu tracto digestivo amará. Busca los tipos sin endulzantes y deslactosados, como kéfir de coco, o prepara el tuyo. Sólo compra los granos de kéfir, agrégales leche de coco o de almendras, y deja que la mezcla se asiente a temperatura ambiente durante 18 o 24 horas, o en el refrigerador durante una semana. Cuela los granos y refrigera el kéfir. Bébelo antes de cinco días. Varias páginas web buenas contienen muchos detalles sobre cómo prepararlo si quieres hacerlo tú mismo.

¡LO LOGRASTE! ¿AHORA QUÉ?

¡Felicidades! Después de cinco simples pero intensos días te sientes mejor en tu cuerpo. Tu estómago estará más plano, tu piel se verá mejor y tendrás todo un nuevo nivel de energía. Tu sistema digestivo también debe estar trabajando mejor que antes; tus movimientos intestinales son más eficientes (idealmente después de cada comida principal). ¿Y esas molestas cinco libras extras que estabas cargando la semana pasada? ¡Adiós! ¡Sólo mírate en el espejo, te ves fabuloso! Ahora estás listo para regresar a tu rutina regular, pero conserva cualquier buen hábito y tus recetas favoritas para usarlas cuando las necesites. Terminar estos cinco días ha sido todo un logro y has aprendido muchas cosas que puedes usar en el futuro.

Muchos de mis clientes conservan el licuado de quema-D, el té de quema-D y la sopa de quema-D en sus bolsillos traseros para usarlos incluso cuando no están en el plan de *Quémalo*. Todos tenemos esos días cuando nuestro sistema digestivo se constipa un poco y necesitamos ayuda. Éstos son tus nuevos remedios, junto con todos los refuerzos de éxito que ahora tienes como herramientas. Úsalos cuando los necesites. Me gusta preparar una porción grande de sopa de quema-D y tenerla en el congelador para una rápida comida relajante. Divídela en porciones; siempre puedes llevarla al trabajo para limpiarte, porque debes poder sentirte bien estomacalmente *todo* el tiempo.

¿DEBERÍAS HACERLO DE NUEVO?

Si alguna vez sientes que uno de tus viejos síntomas quiere volver o deseas ir más lejos en la eliminación de esa molesta grasa amarilla, sólo haz la quema-D otra vez. Es el antídoto perfecto para un fin de semana de excesos, cuando estás resfriado o como el perfecto precursor de un evento que requiere ropa ajustada (¡o un traje de baño!). Muchos de mis clientes repiten el plan de quema-D por temporadas, como una vez cada estación, o antes o después de las vacaciones. Nunca olvides cómo te sentías antes de que hicieras la quema-D y cómo te sientes ahora. La quema-D siempre está ahí para ti.

CAPÍTULO 7

Quema-H: controlar las hormonas

¡Es tiempo de una transformación! En el plan de quema-H te centrarás en la molesta grasa blanca mientras te enfocas en tu hígado, tu vesícula biliar y tu tiroides para normalizar la función hormonal y revolucionar el metabolismo de la grasa. Pero primero pongamos todo en orden.

EN SUS MARCAS...

Primero lo primero: saber lo que viene es crucial antes de que te embarques en tu viaje de quema-H. Esto es lo que sucederá durante los siguientes diez días:

- Desayunarás todos los días dentro de los primeros treinta minutos después de despertar, y a la misma hora cada día de ser posible. Ésta es una práctica fundamental de la quema-H porque las hormonas tienen que ver con ritmo y balance. Todos tenemos ritmos circadianos que dirigen los procesos de nuestros cuerpos a través de sus fluctuaciones naturales durante un periodo de veinticuatro horas, así como un periodo de siete días y de veintiocho días. Cuando las hormonas están desequilibradas, este ritmo también sale de sincronía. Una forma de ayudar a corregirlo es establecer un ciclo saludable y regular de sueño y vigilia. Tan pronto llenes tu cuerpo con micronutrientes para impulsar la producción hormonal y la biosíntesis, tu cuerpo recibirá el mensaje de que el ciclo de sueño terminó y el ciclo de vigilia ha comenzado. El desayuno de la quema-H es una forma de nutrir tu cuerpo y ayudarlo a empezar el día para que la transición sea saludable y marque la pauta para un día constante, de ritmos saludables. Esto a su vez marca la pauta para una semana constante y rítmica, que marque la pauta para un mes constante y rítmico.

- Tomarás un licuado de quema-H como desayuno todos los días, para un total de diez licuados de quema-H en el curso de diez días. Prepáralos frescos cada mañana. La receta está en la sección de quema-H del capítulo 9, al igual que todas las recetas del plan.

- Tomarás al menos 3 tazas de té de quema-H al día, para un total de 30 tazas en el curso de los diez días. Puedes prepararlo con anticipación en una gran porción, pero guarda la mitad en el congelador con el fin de que se conserve fresco para la segunda mitad de los diez días. La receta que está en el capítulo 9 es para 15 tazas y debe prepararse dos veces, una vez cuando empieces y otra durante el día 5.

- Tomarás dos porciones (1 porción son 2 tazas) de sopa de quema-H cada día para tus refrigerios de la mañana y la tarde, con un total de 20 porciones de 2 tazas. Así como con el té, es mejor prepararla con anticipación y guardarla. Congela la mitad o prepara dos raciones. Lo bueno de esta sopa es que es concentrada, así que prepara sólo la mitad de lo que necesites. Cuando estés listo para tomar la sopa, diluye 1 taza de concentrado en 1 taza de agua y caliéntala. Esta sopa para equilibrar las hormonas te ayudará a sentirte balanceado y contento todo el día. Come más de dos porciones al día si te gusta lo que hace por ti y/o si te quedas con hambre. (Al igual que con la quema-I, en general les digo a mis clientes que no consuman más de 8 tazas de sopa al día. En realidad no hay una buena razón para comer más.)

- Comerás una porción de fruta en la comida todos los días. Hice sugerencias para ti en la lista diaria, pero puedes sustituir cualquier fruta que quieras de la lista de alimentos de quema-H al final de este capítulo.

- Comerás y cenarás todos los días, para un total de diez comidas y diez cenas. Cada una consistirá de una taza de té de quema-H y una receta de la sección de quema-H en el capítulo 9; o, si no quieres

usar la receta, la comida es una porción de verduras, una de proteína, una de fruta y una de grasa de la lista de alimentos de quema-H
al final de este capítulo. La cena es una porción de verduras, una de
proteína y una de grasa de la lista de alimentos de quema-H. Nota
que la cena no tiene fruta. Si hay algún alimento en este plan que
no puedas comer o no te guste, puedes cambiarlo por cualquiera
de la misma categoría en esa lista. También puedes preparar cualquiera de estas comidas con anticipación. Sólo divídelas en porciones individuales y congélalas. Todas las recetas para las comidas
rinden una porción y todas las recetas de las cenas rinden dos porciones, a menos que te pida preparar más porque tendrás que sepa-
rar y congelar la mitad para después. En estos casos, te avisaré cuándo debes congelar y cuándo descongelar. También puedes duplicar
o triplicar cualquier receta para tener más porciones si tu familia se
une a los beneficios de salud de *Quémalo*. Sólo haz los cambios en
tu lista de compras para cualquier aumento en las cantidades.

- Si todavía tienes hambre, siempre puedes disfrutar cualquiera de
estos alimentos libres aprobados para el plan de quema-H. Son:
  - Apio
  - Champiñones (todas las clases)
  - Col rizada
  - Limas
  - Limones
  - Pepinos
  - Sopa de quema-H
  - Té de quema-H
- Beberás la tercera parte de tu peso en decilitros de agua todos los
días. Te lo recordaré a lo largo del día en tu mapa de comidas y en
tu agenda diaria, pero trata de terminar 25% de tu agua a media
mañana, 50% para la comida, 75% para la cena y 100% cuando te
vayas a acostar. Prefiero que utilices agua de manantial de alta calidad si puedes. Si esto no es posible, al menos utiliza alguna clase
de sistema purificador en lugar de agua de la llave.
- Tu plan diario incluirá diez refuerzos de éxito a lo largo de diez días,
pero puedes hacer cuantos quieras. Incluyen ejercicios específicos, elementos que puedes añadir a tu licuado, té o sopa, y refuerzos
fáciles, así como intensos, que facilitarán el trabajo que estamos
haciendo en tu sistema hormonal durante los siguientes diez días.

Puedes elegir los que quieras probar, pero cada uno está diseñado para impulsar el equilibrio hormonal. Encuentra una lista en este capítulo y una descripción detallada acerca de cómo hacer cada uno y lo que necesitas en el capítulo 8.

• Comprarás todos los alimentos y suministros que necesites con anticipación, basándote en la lista de compras en este capítulo, junto con cualquier sustitución que hayas elegido de la lista de alimentos al final de este capítulo, y lo que necesites para tus refuerzos de éxito.

¿Estás preparado para tu lista de compras? Vayamos a la tienda y llenemos el carrito. Si esto te parece demasiado, o para asegurarte de que tus productos sean frescos, puedes comprar la comida que necesites para la primera mitad del plan ahora y luego ir de compras de nuevo a la mitad de tus diez días.

LISTA DE COMPRAS DE LA QUEMA-H

Probablemente ya tienes muchos de los elementos en esta lista, así que no te agobies por la longitud. Recuerda que es para diez días, no sólo tres o cinco. Esta lista incluye las cantidades exactas que necesitarás para los diez días, así que puedes determinar si ya tienes suficiente de algo o cuánto necesitas comprar. No intentaremos adivinar el tamaño de los paquetes que venden en tu zona, así que considera lo que necesitarás y compra cantidades exactas si tu tienda vende productos a granel.

No olvides que siempre puedes sustituir cualquier alimento que no puedas comer, no encuentres o simplemente no te guste por cualquier otro de la misma categoría: verdura por verdura, fruta por fruta, grasa por grasa.

GUÍA DE PORCIONES

Una nota especial sobre el tamaño de las porciones: las porciones de las recetas y los alimentos en la lista son para cualquier persona, hombre o mujer, sin importar cuánto peso necesites perder. Algunas personas me preguntan sobre las proteínas. Todas las porciones de proteínas rinden 110 gramos para carne y 170 gramos para mariscos o pescado. ¿Necesitas más si eres hombre o si tienes más peso que perder? En realidad, no. Todo lo que necesitas es suficiente proteína para proveer los bloques de la reparación y esta cantidad es perfectamente suficiente. Si sientes que necesitas más comida, recuerda que siempre puedes tomar sopa, té y alimentos libres ilimitados. Llénate con sopa y té en particular porque son fuentes poderosas de reparación. ¡Y no olvides tu agua!

ALIMENTOS LIBRES

Apio   Limones
Champiñones (todas las clases)   Pepinos
Col rizada   Sopa de quema-H
Limas   Té de quema-H

VERDURAS

4 cabezas de ajo   2 cabezas de col
1 lata de corazones de   3½ libras de col rizada fresca
   alcachofa en agua   1 cabeza de coliflor
2 cabezas de apio   2¾ libras de ejotes
1 taza de berros   ¾ libra de espárragos
1 libra de betabeles   4 libras de espinacas frescas
1 calabaza espagueti   3 bulbos de hinojo medianos
12 calabacitas   1 libra de hongos botón
5 calabacitas amarillas pequeñas   1 libra de hongos crimini
1 cebolla dulce (como Vidalia)   1 libra de hongos shiitake
1 cebolla morada   1 cabeza de lechuga romana
5 cebollas amarillas   1 paquete de hojas de nori
6 u 8 cebollitas de cambray   2 poros grandes

FRUTAS

4 ciruelas   2 nectarinas
2 duraznos   2 tazas de semillas de granada
15 limas   (2 o 3 granadas si quieres
3 limones   sacar las semillas tú mismo)
3 mangos   10 toronjas enteras
3 naranjas

PROTEÍNAS

6 onzas de atún enlatado (en agua)

12 onzas de camarones

1 libra de carne de res molida

2 filetes de bacalao (6 onzas cada uno)

2 filetes de salmón (6 onzas cada uno)

6 huevos

5 onzas de humus

2 muslos de pollo, con piel y con hueso

12 onzas de pechugas de pollo, sin piel y sin hueso

GRASAS

1 frasco de aceite de coco

12 cucharadas de aceite de oliva extravirgen

8 aceitunas Kalamata

1 aguacate

1 lata de leche de coco

16 onzas de nueces crudas

1 onza de piñones crudos

24 onzas de semillas de girasol crudas

HIERBAS, ESPECIAS, ENDULZANTES Y VARIOS

1 manojo de albahaca fresca

950 mililitros de caldo de pollo

1 cucharada de chile de árbol molido

1 manojo de cilantro fresco

2 cucharadas de cúrcuma

1 manojo de eneldo fresco

1 pieza de jengibre fresco de 2 pulgadas

1 manojo de menta fresca

1 cucharada de mostaza Dijon

2 cucharadas de mostaza de grano

3 cucharaditas de orégano seco

2 manojos de perejil rizado fresco

Granos de pimienta negra

Rábanos picantes

1 manojo de romero fresco

Sal de mar

2 cucharadas más 2 cucharaditas de salsa tamari o aminoácidos de coco

14 bolsas de té de raíz de diente de león

14 bolsas de té de cardo mariano

1 manojo de tomillo fresco

3 cucharadas de vinagre balsámico

LISTOS...

Éste es el plan más largo, así que tu preparación de alimentos involucrará cantidades mayores. Prepararás un *montón* de té y de sopa para este plan y es posible que no tengas una olla lo suficientemente grande o el espacio necesario en tu refrigerador. Recomiendo ya sea preparar la primera mitad de tu té y tu sopa antes de comenzar, y la segunda mitad en medio de tu plan, o prepararlo todo de una sola vez pero congelar la mitad para que todo esté fresco. Prepara tus licuados frescos cada mañana. Quizá también quieras preparar algunas o todas tus comidas y cenas con anticipación para que todo sea más fácil una vez que empieces. Congela todo en porciones individuales, márcalas y entonces sólo saca lo que necesites una noche antes para descongelarlo. Encuentra todas las recetas en la sección de quema-H en el capítulo 9. También es tiempo de escoger los diez (o más) refuerzos de éxito de tu plan de quema-H, para que sepas qué harás y lo que vas a necesitar. Te di todo un rango de opciones, así que escoge las que te agraden más. Encuentra descripciones de todo lo que harás y lo que necesitarás en el capítulo 8. Recuerda, por lo menos es uno al día, pero puedes hacer más. Estos refuerzos de éxito son poderosos y marcarán una diferencia profunda en tu progreso. Aquí están tus opciones para la quema-H.

REFUERZOS DE ÉXITO DE LA QUEMA-H

Si no te gustan los refuerzos de éxito que elegí para ti, o si quieres hacer más, escoge de esta lista.

EJERCICIO

Programa de ejercicios de la quema-H: tres días consecutivos de ejercicio rotándolos de la siguiente manera:

- Día 1: cardio
- Día 2: entrenamiento de fuerza
- Día 3: yoga u otra actividad para reducir el estrés

PARA AÑADIR A TU LICUADO

1 huevo orgánico crudo (esto me gusta especialmente para hombres que luchan con su nivel de testosterona. Cómpralo orgánico y de una fuente local limpia si te preocupa la salmonelosis).

PARA AÑADIR A TU TÉ
- Té Essiac

PARA AÑADIR A TU SOPA
- Camotes blancos

REFUERZOS FÁCILES
- Alga chlorella
- Automasaje con un aceite esencial: salvia, albahaca, ylang-ylang, germanio, franquincienso
- Cepillar la piel seca
- Coctel desintoxicante de hormonas
- Esencias florales
- Fibra de *psyllium*
- Granadas y moras
- Hidroterapia (tratamiento de calor y frío en los pies)
- Meditación
- Pectina en polvo
- Pimienta negra
- Protocolo de suplementos estratégicos de la quema-H
- Reflexología
- Respiración alterna de fosas nasales
- Tintura de cardo mariano
- Vegetales marinos y algas

REFUERZOS INTENSOS
- Baño de barro
- Baño de pies iónico
- Compresas de aceite de ricino
- Sauna infrarroja
- Terapia de masaje tailandés

Para saber todos los detalles acerca de cómo hacer estos y cualquier otro refuerzo de éxito revisa el capítulo 8. ¿Qué te llama la atención? ¿Qué te intriga? ¿Por qué no probar algo un poco audaz? Estaremos soltando todo durante los siguientes diez días y eso puede provocar algunas sorpresas en tu cuerpo, ¡refuérzate!

¡FUERA!

Aquí vas. Todo está en orden para ti, paso a paso, día a día, comida a comida. Todo lo que necesitas hacer es seguir el horario. Tienes opciones en los siguientes diez días, pero no sobre *todo*. Debes hacer tres comidas y dos refrigerios al día. ¡No se vale saltarte algo! Y debes tomar tu licuado, tu té y tu sopa. Éstos son los elementos centrales de tu plan de quema-H y son absolutamente necesarios para lograr resultados sorprendentes.

PLAN DIARIO DE LA QUEMA-H

Lista de pendientes de la quema-H

- ¿Compré todos los ingredientes necesarios para las recetas que prepararé?
- ¿Preparé mis primeras 15 tazas (o dos raciones de 15 tazas) de té de quema-H para guardarlas en el refrigerador/congelador?
- ¿Preparé 20 tazas (o más) de sopa de quema-H concentrada para guardarlas en el refrigerador/congelador?
- Si utilizaré agua embotellada, ¿tengo suficiente para beber la tercera parte de mi peso en decilitros cada día durante los siguientes diez días?
- ¿Ya elegí y tengo todo listo para mis refuerzos de éxito de la quema-H?

Metas diarias de la quema-H

- Toma tres comidas y dos refrigerios. No te saltes ninguna, incluso si no tienes hambre.
- Bebe la tercera parte de tu peso en decilitros de agua.
- Reemplaza tu taza de café usual o té con cafeína con el té de quema-H.
- Si te da hambre entre comidas y refrigerios, o cualquier comida o refrigerio no te parece suficiente, siempre puedes tomar más sopa de quema-H, té de quema-H o cualquiera de los alimentos libres aprobados para la quema-H.
- No olvides tus refuerzos de éxito diarios de la quema-H.

MAPA DE COMIDAS DE LA QUEMA-H

Aquí tienes un vistazo a tus diez días. Toma una foto con tu teléfono o saca una copia y consérvala contigo para que siempre sepas qué comer.

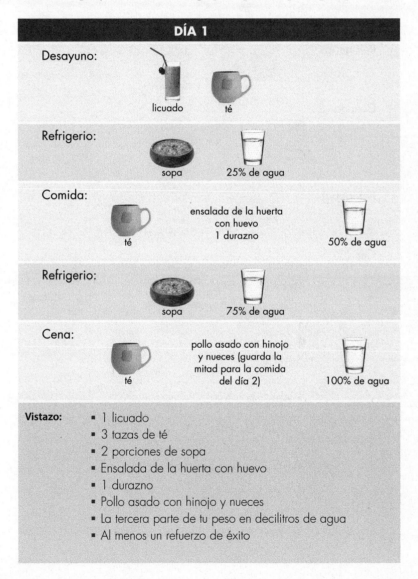

DÍA 1
Desayuno: licuado · té
Refrigerio: sopa · 25% de agua
Comida: té · ensalada de la huerta con huevo / 1 durazno · 50% de agua
Refrigerio: sopa · 75% de agua
Cena: té · pollo asado con hinojo y nueces (guarda la mitad para la comida del día 2) · 100% de agua

Vistazo:
- 1 licuado
- 3 tazas de té
- 2 porciones de sopa
- Ensalada de la huerta con huevo
- 1 durazno
- Pollo asado con hinojo y nueces
- La tercera parte de tu peso en decilitros de agua
- Al menos un refuerzo de éxito

DÍA 2

Desayuno:

licuado   té

Refrigerio:

sopa   25% de agua

Comida:

            pollo asado con hinojo
                                  y nueces que sobró
té   1 mango   50% de agua

Refrigerio:

sopa   75% de agua

Cena:

            camarones con cilantro
                                  y ejotes (congela la
té   mitad para la cena   100% de agua
                                      del día 5)

Vistazo:
- 1 licuado
- 3 tazas de té
- 2 porciones de sopa
- Pollo asado con hinojo y nueces
- 1 mango
- Camarones con cilantro y ejotes
- La tercera parte de tu peso en decilitros de agua
- Al menos un refuerzo de éxito

DÍA 3

Desayuno:

licuado · té

Refrigerio:

sopa · 25% de agua

Comida:

té · ensalada de pollo con aguacate y aderezo cremoso de coco y mango, 2 ciruelas · 50% de agua

Refrigerio:

sopa · 75% de agua

Cena:

té · calabaza espagueti horneada con hongos shiitake (guarda la mitad para la comida del día 4) · 100% de agua

Vistazo:

- 1 licuado
- 3 tazas de té
- 2 porciones de sopa
- Ensalada de pollo con aguacate y aderezo cremoso de coco y mango
- 2 ciruelas
- Calabaza espagueti horneada con hongos shiitake
- La tercera parte de tu peso en decilitros de agua
- Al menos un refuerzo de éxito

DÍA 4

Desayuno:

licuado   té

Refrigerio:

sopa   25% de agua

Comida:

 calabaza espagueti horneada con hongos shiitake que sobró 1 toronja

té   50% de agua

Refrigerio:

sopa   75% de agua

Cena:

 coliflor y pescado horneados (guarda la mitad para la comida del día 5); descongela los camarones con cilantro y ejotes del día 2 para la cena de mañana

té   100% de agua

Vistazo:
- 1 licuado
- 3 tazas de té
- 2 porciones de sopa
- Calabaza espagueti horneada con hongos shiitake
- 1 toronja
- Coliflor y pescado horneados
- La tercera parte de tu peso en decilitros de agua
- Al menos un refuerzo de éxito

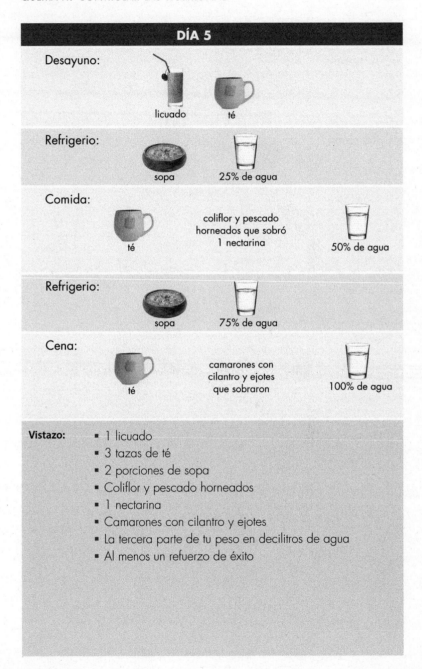

DÍA 5

Desayuno:

licuado   té

Refrigerio:

sopa   25% de agua

Comida:

té   coliflor y pescado
horneados que sobró
1 nectarina   50% de agua

Refrigerio:

sopa   75% de agua

Cena:

té   camarones con
cilantro y ejotes
que sobraron   100% de agua

Vistazo:

- 1 licuado
- 3 tazas de té
- 2 porciones de sopa
- Coliflor y pescado horneados
- 1 nectarina
- Camarones con cilantro y ejotes
- La tercera parte de tu peso en decilitros de agua
- Al menos un refuerzo de éxito

DÍA 6

Desayuno:

licuado   té

Refrigerio:

sopa   25% de agua

Comida:

té

ensalada de lechuga
romana y atún
1 durazno

50% de agua

Refrigerio:

sopa   75% de agua

Cena:

té

rollos de col rellenos
con salsa de setas
(guarda la mitad para
la comida del día 7)

100% de agua

Vistazo:
- 1 licuado
- 3 tazas de té
- 2 porciones de sopa
- Ensalada de lechuga romana y atún
- 1 durazno
- Rollos de col rellenos con salsa de setas
- La tercera parte de tu peso en decilitros de agua
- Al menos un refuerzo de éxito

DÍA 7

Desayuno:

licuado   té

Refrigerio:

sopa   25% de agua

Comida:

té

rollos de col rellenos
con salsa de setas
que sobraron
1 mango

50% de agua

Refrigerio:

sopa   75% de agua

Cena:

té

pollo con romero
y verduras horneadas
(congela la mitad
para la cena
del día 10)

100% de agua

Vistazo:
- 1 licuado
- 3 tazas de té
- 2 porciones de sopa
- Rollos de col rellenos con salsa de setas
- 1 mango
- Pollo con romero y verduras horneadas
- La tercera parte de tu peso en decilitros de agua
- Al menos un refuerzo de éxito

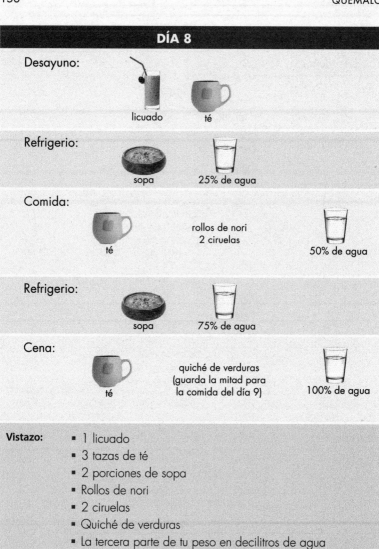

DÍA 8

Desayuno:

licuado   té

Refrigerio:

sopa   25% de agua

Comida:

té   rollos de nori
2 ciruelas   50% de agua

Refrigerio:

sopa   75% de agua

Cena:

té   quiché de verduras
(guarda la mitad para
la comida del día 9)   100% de agua

Vistazo:
- 1 licuado
- 3 tazas de té
- 2 porciones de sopa
- Rollos de nori
- 2 ciruelas
- Quiché de verduras
- La tercera parte de tu peso en decilitros de agua
- Al menos un refuerzo de éxito

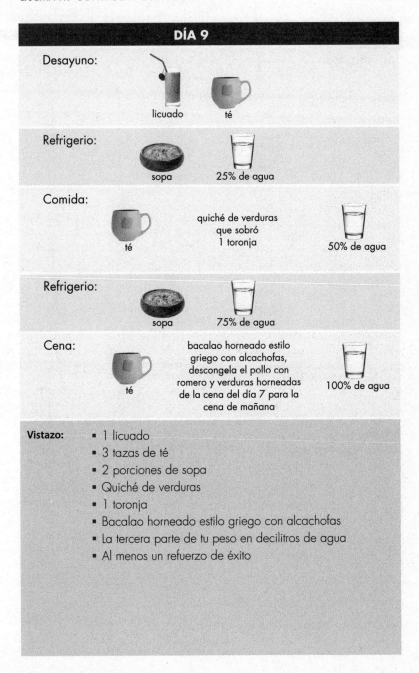

DÍA 9

Desayuno:

licuado   té

Refrigerio:

sopa   25% de agua

Comida:

té   quiché de verduras que sobró
1 toronja   50% de agua

Refrigerio:

sopa   75% de agua

Cena:

té   bacalao horneado estilo griego con alcachofas, descongela el pollo con romero y verduras horneadas de la cena del día 7 para la cena de mañana   100% de agua

Vistazo:
- 1 licuado
- 3 tazas de té
- 2 porciones de sopa
- Quiché de verduras
- 1 toronja
- Bacalao horneado estilo griego con alcachofas
- La tercera parte de tu peso en decilitros de agua
- Al menos un refuerzo de éxito

DÍA 10

Desayuno:

licuado   té

Refrigerio:

sopa   25% de agua

Comida:

   ensalada de col verde,
berros y granada
1 nectarina

té   50% de agua

Refrigerio:

sopa   75% de agua

Cena:

   pollo con romero y
verduras horneadas
que sobró

té   100% de agua

Vistazo:
- 1 licuado
- 3 tazas de té
- 2 porciones de sopa
- Ensalada de col verde, berros y granada
- 1 nectarina
- Pollo con romero y verduras horneadas
- La tercera parte de tu peso en decilitros de agua
- Al menos un refuerzo de éxito

DÍA 1

CUANDO DESPIERTES

- Pésate hoy, pero no lo hagas de nuevo hasta que hayas terminado este plan. No quiero que te enfoques en esta cifra, que puede cambiar, especialmente mientras tus hormonas empiezan a comprender que estás haciendo algo diferente. Usa este número como tu punto de partida y para calcular cuánta agua beberás cada día durante los siguientes diez días: la tercera parte de tu peso en decilitros. Si no tienes una báscula, sólo estima tu peso considerando tu última visita al médico.
- Agenda tu refuerzo de éxito del día. Me encantaría que pudieras iniciar la quema-H lanzándote al programa de ejercicios. Si elegiste este refuerzo de éxito en particular significa 30 minutos de cualquier cardio que te guste hoy, 20 minutos de entrenamiento de fuerza mañana y entre 30 y 60 minutos de yoga u otro ejercicio para reducir el estrés en el día 3.

DESAYUNO

- 1 porción de *licuado de quema-H*
- 1 taza de *té de quema-H*

NUTRICIÓN ESTRATÉGICA DE LA QUEMA-H: TORONJA

Rica en enzimas que queman la grasa y ayudan a intensificar el metabolismo hepático, la toronja tiene un profundo efecto en el hígado. Sin embargo, asegúrate de que no esté contraindicada con ningún medicamento que estés tomando, como medicinas para el colesterol.

REFRIGERIO A MEDIA MAÑANA

- 1 porción (2 tazas) de *sopa de quema-H*
- Termina 25% de tu agua.

COMIDA
- 1 taza de *té de quema-H*
- 1 porción de *ensalada de la huerta con huevo*
- 1 durazno

Si no quieres preparar esta receta, también puedes elegir una porción de verduras, una de proteína, una de fruta y una de grasa de la lista de alimentos al final de este capítulo, además de tu té de quema-H.

- Termina 50% de tu agua.

TARDE
- Termina 75% de tu agua.

REFRIGERIO EN LA TARDE
- 1 porción (2 tazas) de *sopa de quema-H*

CENA
- 1 taza de *té de quema-H*
- 1 porción de *pollo asado con eneldo y nueces*

Come la mitad de la receta y guarda la otra mitad para la comida de mañana.

Al igual que con la comida, si ya decidiste no utilizar esta receta, puedes escoger una porción de verduras, una de proteína y una de grasa de la lista de alimentos al final de este capítulo, además de tu té de quema-H.

NOCHE
Pocas horas antes de acostarte, termina de beber el resto de tu agua. También piensa cómo te sientes. Has empezado a experimentar algunos cambios interesantes en tu cuerpo, y quizá ya empieces a notarlos. Asegúrate de notar cambios en tu estado de ánimo, así como cambio en la composición de tu cuerpo durante los siguientes diez días.

Para quienes tienen problemas para dormir por cuestiones hormonales, perder sueño puede ser un círculo vicioso que sólo empeora los problemas hormonales. Ésta es la razón de que la reparación hormonal sea crucial. Si te vas a la cama temprano pero aún así tienes problemas para conciliar el sueño o para permanecer dormido, intenta un refuerzo de éxito adicional cada día de tu plan de quema-H y toma una taza extra de té de quema-H antes de dormir cada noche. También puedes intentar el tratamiento de calor y frío en los pies, un tipo de hidroterapia (véase la página 229).

Sobre dormir en la quema-H

El sueño es absolutamente crucial para el equilibrio hormonal. La interrupción crónica o la falta de sueño pueden desequilibrar tus niveles de azúcar en la sangre y tu función endocrina. Un estudio del Centro Médico de la Universidad de Chicago concluyó que la interrupción del sueño puede provocar que los niveles hormonales se parezcan a los de alguien de mayor edad. La falta de sueño estimula la degradación de colágeno y elastina, haciendo que la piel se cuelgue y se arrugue. Si no quieres disfrutar los efectos del envejecimiento prolongado antes de que tengas una edad avanzada, duerme al menos ocho horas cada noche. En la quema-H, o para salir de cualquier atasco difícil, verdaderamente me encantaría si pudieras dormir cerca de diez horas.

También puedes probar un suplemento llamado DIM. Algunas personas toman suplementos como melatonina o GABA que las ayudan a dormir, pero me parece que si los problemas para dormir son provocados por las hormonas, DIM es más efectivo porque apoya las vías de producción de las hormonas, su metabolismo y su biosíntesis. En lugar de enfocarse en el sueño directamente, se centra en los mecanismos de los problemas para dormir. Sigue las instrucciones de dosis en la fórmula que compres.

DÍA 2

CUANDO DESPIERTES

- Mide tu agua para el día. El agua es crucial para la reparación hormonal. Todos tus sistemas necesitan estar completamente hidratados para trabajar correctamente, así que ¡a beber!
- Agenda tu refuerzo de éxito del día. Si estás haciendo el programa de ejercicios, harás 20 minutos de entrenamiento de fuerza hoy, pero también podrías añadir algunos deliciosos camotes blancos a tu sopa de quema-H.

DESAYUNO

- 1 porción de *licuado de quema-H*
- 1 taza de *té de quema-H*

REFRIGERIO A MEDIA MAÑANA

- 1 porción (2 tazas) de *sopa de quema-H*
- Termina 25% de tu agua.

NUTRICIÓN ESTRATÉGICA DE LA QUEMA-H: BETABELES

Los romanos utilizaban los betabeles medicinalmente, como un afrodisiaco. Son ricos en un mineral llamado boro, que se relaciona directamente con la producción de hormonas sexuales.

COMIDA

- 1 taza de *té de quema-H*
- 1 porción de *pollo asado con hinojo y nueces que sobró*
- 1 mango
- Termina 50% de tu agua.

TARDE

Termina 75% de tu agua.

REFRIGERIO EN LA TARDE

- 1 porción (2 tazas) de *sopa de quema-H*

CENA

- 1 taza de *té de quema-H*
- 1 porción de *camarones con cilantro y ejotes*

Come la mitad de la receta y congela el resto para tu cena del día 5.

NOCHE

Unas horas antes de irte a dormir, termina de beber el resto de tu agua. Has logrado completar dos días ya puedes notar un aumento en el desalojo de tu sistema. Probablemente estés usando más el baño y puedas notar que tienes más energía. Incluso puedes sentirte más caliente. Ésa es una buena señal de que la quema de grasa ha comenzado.

AL ACOSTARTE

Duerme temprano para tener tus ocho o diez horas de sueño. Mientras más duermas en la quema-H, mejor. La falta de sueño es una causa mayor del desequilibrio hormonal, así que arregla este asunto y ayudarás a tu cuerpo a lograr la homeostasis necesaria.

DÍA 3

CUANDO DESPIERTES

- Mide tu agua para el día y considera que todo el exceso de hormonas que has estado produciendo por el sobrepeso inducido por ellas puede salir de tu cuerpo con un consumo suficiente de agua. ¡Saca ese molesto exceso de hormonas!
- Agenda tu refuerzo de éxito del día. Si estás haciendo el programa de ejercicios, es día de yoga pero, ¿no sería bueno también intentar un poco de respiración alterna de fosas nasales? Este ejercicio viene del yoga, así que los dos se combinan perfectamente.

DESAYUNO

- 1 porción de *licuado de quema-H*
- 1 taza de *té de quema-H*

NUTRICIÓN ESTRATÉGICA DE QUEMA-H: CARDO MARIANO Y TÉ DE RAÍZ DE DIENTE DE LEÓN

El cardo mariano y la raíz de diente de león suelen juntarse porque ambos son poderosos tónicos para el hígado. Se han utilizado como remedios tradicionales durante siglos. La raíz de diente de león es a la vez diurética y un tónico para el hígado, y apoya una función hepática saludable al conservar la hidratación y el equilibrio de electrolitos en el hígado. El cardo mariano contiene flavolignanos, como la silimarina, que también sostienen la función hepática y protegen al hígado de la destrucción por toxinas e incluso venenos.

REFRIGERIO A MEDIA MAÑANA

- 1 porción (2 tazas) de *sopa de quema-H*
- Termina 25% de tu agua.

COMIDA

- 1 taza de *té de quema-H*
- 1 porción de *ensalada de pollo con aguacate y aderezo cremoso de coco y mango*

- 2 ciruelas (considera que las ciruelas son más pequeñas que otras frutas, por eso 2 ciruelas equivalen a 1 porción de fruta)
- Termina 50% de tu agua.

TARDE
- Termina 75% de tu agua.

REFRIGERIO EN LA TARDE
- 1 porción (2 tazas) de *sopa de quema-H*

CENA
- 1 taza de *té de quema-H*
- 1 porción de *calabaza espagueti horneada con hongos shiitake*

Come la mitad de la receta y guarda el resto para la comida de mañana.

NOCHE
Pocas horas antes de dormir, termina de beber el resto de tu agua. ¿Ya te estás acostumbrando a toda esa agua? Tu cuerpo deberá ajustarse eventualmente para que no tengas que levantarte tan seguido durante la noche. Incluso podrás empezar a notar un perfil más delgado, ya que el agua y tus comidas de quema-H para equilibrar las hormonas emulsionan esa difícil grasa blanca.

AL ACOSTARTE
Si tienes problemas para dormir relacionados con las hormonas, haz un esfuerzo para crear una rutina alrededor de tu hora de dormir. Esto ayuda a mandar a tu cuerpo la señal de que es tiempo de desconectarse. Date un baño caliente de tina o en la regadera, apaga los aparatos eléctricos, como la televisión y las computadoras, guarda tu celular y pasa una hora antes de dormir haciendo algo tranquilo, como meditar, leer o relajarte con la gente que amas. Esta clase de actividad para reducir el estrés es agradable y aumenta tu éxito.

DÍA 4

CUANDO DESPIERTES

- Sigue bebiendo tu agua; está ayudando a todos los procesos de transformación que tu cuerpo está intentando lograr ahora, especialmente a la desintoxicación, que es importante porque estás licuando células grasas y eliminando toxinas solubles en grasa de tu sistema. Entre más limpio esté tu sistema, más fácil será reparar todo el mecanismo de producción hormonal y de biosíntesis.
- Agenda tu refuerzo de éxito del día. ¿Qué tal un coctel desintoxicante de hormonas esta mañana? Eso es algo fácil, pero con un gran impacto.

DESAYUNO

- 1 porción de *licuado de quema-H*
- 1 taza de *té de quema-H*

REFRIGERIO A MEDIA MAÑANA

- 1 porción (2 tazas) de *sopa de quema-H*
- Termina 25% de tu agua.

COMIDA

- 1 taza de *té de quema-H*
- 1 porción de *calabaza espagueti horneada con hongos shiitake* que sobró
- 1 toronja
- Termina 50% de tu agua.

TARDE

- Termina 75% de tu agua.

REFRIGERIO EN LA TARDE

- 1 porción (2 tazas) de *sopa de quema-H*

NUTRICIÓN ESTRATÉGICA DE LA QUEMA-H: HONGOS SHIITAKE

Los hongos shiitake y otros hongos son remedios comunes y potentes en la medicina china. Los hongos shiitake en particular son un símbolo de longevidad, quizá porque contienen lentinan, que es un refuerzo del sistema inmune usado para contraatacar enfermedades, desde gripe hasta cáncer. El lentinan también es un protector del hígado, así que es fabuloso para la quema-H, pues ayudará a tonificar tu hígado mientras eliminas todas esas toxinas solubles en grasa que has estado acumulando.

CENA

- 1 taza de *té de quema-H*
- 1 porción de *coliflor y pescado horneados*

Come la mitad y guarda la otra mitad para la comida de mañana.

NOCHE

En algún momento de esta noche saca del congelador los camarones con cilantro y ejotes que sobraron para que se descongelen para la cena de mañana. Pocas horas antes de dormir, termina de beber el resto de tu agua.

Éste es un buen momento para evaluar tu progreso. Mientras te desintoxicas, puedes sentir algunos síntomas desagradables temporales, como sudor oloroso y poca energía; pero todo esto cambiará pronto, así que no permitas que eso te desvíe de tu meta. Las toxinas están saliendo, y ya sabes lo que dice la gente: ¡mejor afuera que adentro!

AL ACOSTARTE

Varios estudios han ligado el envejecimiento acelerado del cuerpo con la falta de sueño. ¡Diantres! No hay una razón para apurar el reloj o el calendario. Dormir ocho o diez horas parece que puede *revertir* el reloj, así que ¡a la cama!, y despierta viéndote más joven mañana.

DÍA 5

CUANDO DESPIERTES

- Mide tu agua para el día. Otra razón importante para beber mucha agua en la quema-H es para ayudar a tu hígado, que está haciendo trabajo extra ahora, procesando las toxinas que eliminarás de tu sistema. El agua extra ayuda a llevar la carga, diluyendo las toxinas para que sean más fáciles de manejar.
- Agenda tu refuerzo de éxito del día. Cepillar la piel seca antes de bañarte es una forma rápida y eficaz de impulsar tu eliminación de toxinas.

DESAYUNO

- 1 porción de *licuado de quema-H*
- 1 taza de *té de quema-H*

REFRIGERIO A MEDIA MAÑANA

- 1 porción (2 tazas) de *sopa de quema-H*

Termina 25% de tu agua.

COMIDA

- 1 taza de *té de quema-H*
- 1 porción de *coliflor y pescado horneados*
- 1 nectarina
- Termina 50% de tu agua.

TARDE

- Termina 75% de tu agua.

REFRIGERIO EN LA TARDE

- 1 porción (2 tazas) de *sopa de quema-H*

CENA

- 1 taza de *té de quema-H*
- 1 porción de *camarones con cilantro y ejotes* que sobró

NUTRICIÓN ESTRATÉGICA DE QUEMA-H: COLIFLOR

La coliflor es una verdura crucífera con un montón de vitamina C, vitamina K, folatos y vitaminas B, así como fibra. Puede ayudar a atar toxinas cuando se producen y sacarlas del cuerpo. También hay evidencia de que la coliflor puede ayudar al cuerpo a combatir tipos de cáncer relacionados con hormonas. Eso es probable por la amplia gama de antioxidantes que contiene, que protege a las células del estrés de la oxidación mientras te estás desintoxicando. Los fitonutrientes que contiene, especialmente la gluconasturtina, activan enzimas desintoxicadoras en el cuerpo.

NOCHE

Pocas horas antes de dormir, termina de beber el resto de tu agua. ¡Y felicítate! Has llegado a la mitad de tus diez días. Continúa notando cómo te sientes mientras comes los alimentos de la quema-H. ¿Hay alguna comida que ames en particular? ¿Te estás volviendo adicto a ese licuado de quema-H? ¿La sopa es tu nuevo refrigerio favorito? ¿Cómo responde tu cuerpo cuando comes los alimentos de la quema-H?, y también, ¿cómo está respondiendo tu cuerpo ahora que *no* estás comiendo un montón de los asesinos de metabolismo que probablemente comías antes, como trigo, soya, maíz y azúcar? No des por sentadas las buenas sensaciones. Nota por qué las tienes. Son mensajes de tu cuerpo sobre lo que le gusta.

AL ACOSTARTE

Cuando duermes, tu cuerpo atraviesa por una reparación muy grande. Construye músculo y procesa las toxinas del día. Si no le das suficiente tiempo, no te desintoxicarás ni construirás estructura suficiente. Ocho horas, mínimo, pero ve si puedes agregar una hora o dos esta noche.

DÍA 6

CUANDO DESPIERTES

- Ahora ya conoces la rutina; ¡no olvides tu agua! Un limón exprimido puede ayudar a tu hígado a producir bilis e iniciar tu momento matutino en el baño.
- Agenda tu refuerzo de éxito para el día. ¿Es tiempo de empezar otro programa de ejercicios e iniciar la segunda mitad de los diez días con otro día de divertido cardio, como andar en bicicleta o una clase de *kickboxing*?

DESAYUNO

- 1 porción de *licuado de quema-H*
- 1 taza de *té de quema-H*

REFRIGERIO A MEDIA MAÑANA

- 1 porción (2 tazas) de *sopa de quema-H*
- Termina 25% de tu agua.

COMIDA

- 1 taza de *té de quema-H*
- 1 porción de *ensalada de lechuga romana y atún*
- 1 durazno
- Termina 50% de tu agua.

NUTRICIÓN ESTRATÉGICA DE QUEMA-H: GARBANZOS

Los garbanzos tienen un alto contenido de fibra. Esto es importante cuando tu cuerpo está intentando eliminar muchas de las toxinas solubles en grasa, dado que la fibra ata los desechos y los saca. Los garbanzos también son excelentes para balancear el azúcar en la sangre y la insulina, lo que puede ayudar a estabilizar el estado de ánimo y la energía. También contienen una combinación particular de fitonutrientes, flavonoides como quercetina, kaempferol y miricetina, así como ácidos fenólicos y antocianinas, que contribuyen a un efecto sanador potente.

TARDE
- Termina 75% de tu agua.

REFRIGERIO EN LA TARDE
- 1 porción (2 tazas) de *sopa de quema-H*

CENA
- 1 taza de *té de quema-H*
- 1 porción de *rollos de col rellenos con salsa de setas*

Come la mitad de la receta y guarda el resto para la comida de mañana.

NOCHE
Pocas horas antes de dormir, termina de beber el resto de tu agua. También, considera cómo tu estado de ánimo ha cambiado. ¿Te sientes más paciente, más calmado incluso? Tal vez has notado que estás menos irritable con los miembros de tu familia o contigo mismo, o la niebla en tu cerebro se ha aclarado y piensas más aguda y claramente. Todas son señales positivas de que te estás desintoxicando y tus hormonas están recuperando su balance, ¡así que sigue!

AL ACOSTARTE
El sueño también afecta tu salud mental. Tu cerebro descansa, se repara y procesa pensamientos y sentimientos mientras duerme. Si no tienes suficiente sueño, puedes sentirte más estresado, impaciente, ansioso o frustrado. Permite que el sueño haga su magia sobre tu estado de ánimo.

DÍA 7

CUANDO DESPIERTES
- Mide tu agua para el día y dale un giro a las cosas. Quizá podrías añadir una rebanada de naranja o un puñado de semillas de granada.
- Agenda tu refuerzo de éxito del día. Tal vez puedes probar un automasaje con algún aceite esencial o un masaje de reflexología en los pies usando alguno de los aceites esenciales de la quema-H. Si estás haciendo el programa de ejercicios, hoy es día de entrenamiento de fuerza.

DESAYUNO
- 1 porción de *licuado de quema-H*
- 1 taza de *té de quema-H*

REFRIGERIO A MEDIA MAÑANA
- 1 porción (2 tazas) de *sopa de quema-H*
- Termina 25% de tu agua.

COMIDA
- 1 taza de *té de quema-H*
- 1 porción de *rollos de col rellenos con salsa de setas que sobró*
- 1 mango
- Termina 50% de tu agua.

TARDE
- Termina 75% de tu agua.

REFRIGERIO EN LA TARDE
- 1 porción (2 tazas) de *sopa de quema-H*

CENA
- 1 taza de *té de quema-H*
- 1 porción de *pollo con romero y verduras horneadas*

Disfruta la mitad de esta receta y congela la otra mitad para tu cena del día 10.

NOCHE

Pocas horas antes de dormir, termina el resto de tu agua. Luego mira tu rostro. ¿Cómo se ve tu cuello? Tu piel debe estar tensándose y lucir más firme y menos flácida.

AL ACOSTARTE

¿Cómo vas con tus esfuerzos para controlar el estrés? Recuerda que siempre puedes hacer múltiples refuerzos de éxito en un día. Quizá una noche relajante con alguna visualización trazará el camino para un buen descanso. Después de que te acuestes en tu cama, relájate, cierra los ojos e imagina el ambiente más tranquilo y relajante que puedas, con tantos detalles como puedas. Ésta es una gran forma de quedarte dormido.

DÍA 8

CUANDO DESPIERTES

- Mide tu agua para el día e imagina que cada trago está sacando grasa.
- Agenda tu refuerzo de éxito del día. Tal vez éste es un buen día para intentar algo un poco más extremo, como una compresa de aceite de ricino o un baño de barro. Si estás haciendo el programa de ejercicios, también es día de yoga, lo que puede calmarte y prepararte para un refuerzo de éxito más interesante si no lo has intentado antes.

DESAYUNO

- 1 porción de *licuado de quema-H*
- 1 taza de *té de quema-H*

REFRIGERIO A MEDIA MAÑANA

- 1 porción (2 tazas) de *sopa de quema-H*

Termina 25% de tu agua.

COMIDA

- 1 taza de *té de quema-H*
- 1 porción de *rollos de nori*
- 2 ciruelas
- Termina 50% de tu agua.

TARDE

- Termina 75% de tu agua.

REFRIGERIO EN LA TARDE

- 1 porción (2 tazas) de *sopa de quema-H*

CENA

- 1 taza de *té de quema-H*
- 1 porción de *quiché de verduras*

Come la mitad de esta receta y guarda la otra mitad para la cena de mañana.

NUTRICIÓN ESTRATÉGICA DE QUEMA-H: HUEVOS ENTEROS

Los huevos enteros, especialmente los de granja (en lugar de los de gallinas confinadas en un lugar), son fuentes ricas en ácidos grasos omega-3, vitamina E, colina y selenio, así como en proteína de alta calidad que necesitas para construir músculo. Los huevos también son una fuente de colesterol, lo que suena malo, pero en realidad no lo es, pues tu cuerpo necesita colesterol para una producción saludable de hormonas, así que esto es esencial en la quema-H tanto para hombres como para mujeres.

NOCHE

Pocas horas antes de dormir, termina de beber el resto de tu agua. También haz una evaluación general. ¿Tu cabello se ve más brillante y menos crespo? ¿Tu piel se ve más flexible y menos seca? ¿Tus piernas están adelgazando? ¿Cuánto peso has perdido? Todos éstos son los maravillosos regalos de la quema-H. Ponles atención para que puedas apreciarlos más.

AL ACOSTARTE

Tu cuerpo *ama* el sueño y también tus hormonas, así que acuéstate a tiempo. Si has estado durmiendo más de lo usual, ¿has notado que ha valido la pena en términos de tu energía, productividad y estado de ánimo durante el día? Espero que vuelvas una prioridad en tu vida el dormir lo suficiente, incluso después de la quema-H.

DÍA 9

CUANDO DESPIERTES

- El plan de quema-H está a punto de acabar, pero no necesitas terminar tu hábito de beber agua. ¡Continúalo cada día de ahora en adelante! Es fabuloso para facilitar el trabajo de tu metabolismo.
- Agenda tu refuerzo de éxito del día. ¿Qué tal algo moderno como el tratamiento de calor y frío para tus pies? Te sorprenderá lo bien que te sentirás en la mañana.

DESAYUNO

- 1 porción de *licuado de quema-H*
- 1 taza de *té de quema-H*

REFRIGERIO A MEDIA MAÑANA

- 1 porción (2 tazas) de *sopa de quema-H*
- Termina 25% de tu agua.

COMIDA

- 1 taza de *té de quema-H*
- 1 porción de *quiché de verduras que sobró*
- 1 toronja
- Termina 50% de tu agua.

TARDE

- Termina 75% de tu agua.

REFRIGERIO EN LA TARDE

- 1 porción (2 tazas) de *sopa de quema-H*

CENA

- 1 taza de *té de quema-H*
- 1 porción de *bacalao horneado estilo griego con alcachofas*

NUTRICIÓN ESTRATÉGICA DE QUEMA-H: ALCACHOFAS

Las alcachofas son otra verdura rica en fibra y otra planta que se ha usado medicinalmente durante siglos. Son buenas para ayudar al hígado y a la vesícula biliar porque incrementan el flujo sano de bilis y la digestión de grasa. Contienen los antioxidantes cinarina y silimarina, que pueden proteger y regenerar el hígado cuando se encuentra dañado.

NOCHE

Saca del congelador el pollo con romero y verduras horneadas que sobró del día 7, con el fin de que se descongele para la cena de mañana. Pocas horas antes de dormir, termina de beber el resto de tu agua. Nota si tus antojos de azúcar han disminuido. Los antojos de azúcar son un problema común cuando las hormonas están desequilibradas; pero si notas que de pronto ya no te sientes tan desesperado por tu dosis de azúcar, es una buena señal de que tus hormonas están regresando a donde pertenecen.

AL ACOSTARTE

¡Un día más! Aprovéchalo al máximo tratando de dormir nueve o diez horas esta noche. Dará frutos mañana.

DÍA 10

CUANDO DESPIERTES

- Mide tu agua y termina hasta la última gota. ¡Tú puedes!
- Agenda tu refuerzo de éxito del día, ¡y espero que no sea el último! Un masaje tailandés sería fantástico, pero si eso no está en tu destino, considera un baño de pies iónico o una sauna infrarroja para una máxima liberación de estrés. Recuerda que puedes continuar haciendo cualquiera de los refuerzos de éxito de la quema-H, incluso si no estás haciendo el plan.

DESAYUNO

- 1 porción de *licuado de quema-H*
- 1 taza de *té de quema-H*

REFRIGERIO A MEDIA MAÑANA

- 1 porción (2 tazas) de *sopa de quema-H*
- Termina 25% de tu agua.

COMIDA

- 1 taza de *té de quema-H*
- *Ensalada de col verde, berros y granada*
- 1 nectarina
- Termina 50% de tu agua.

TARDE

- Termina 75% de tu agua.

REFRIGERIO EN LA TARDE

- 1 porción (2 tazas) de *sopa de quema-H*

CENA

- 1 taza de *té de quema-H*
- 1 porción de *pollo con romero y verduras horneadas que sobró*

NOCHE

Pocas horas antes de dormir, termina de beber el resto de tu agua. También puedes considerar agendar tu revisión médica anual para ver si tu colesterol, triglicéridos, azúcar y presión han bajado. Si alguna de esas cifras estaba alta, apostaría a que ha bajado después de diez días de quema-H.

AL ACOSTARTE

¡Eres increíble! Diez días completos y has cambiado tu figura, calmado tu estado de ánimo y repuesto tu energía. En lugar de salir de fiesta toda la noche, ve a la cama temprano para que te veas completamente deslumbrante en la mañana. Ése será un buen momento para verte de nuevo en el espejo y darte una palmada en la espalda por verte y, lo más importante, *sentirte* fabuloso.

OPCIONES DE LA QUEMA-H

Es posible que no quieras o no puedas comer todos los alimentos que elegí para ti en las recetas. Si quieres dejar algo, puedes cambiarlo por cualquier alimento de la misma categoría. Quizá odias el betabel, pero amas las alcachofas o las espinacas. ¡No hay problema! A continuación están todos los alimentos que puedes comer durante los siguientes diez días. Si no está en la lista, entonces no es parte de tu plan. Después sigue tu lista de todas las opciones aceptables para refuerzos de éxito en la quema-H.

LISTA DE ALIMENTOS DE LA QUEMA-H

ALIMENTOS LIBRES
¡Come todo lo que quieras!

Apio	Limones
Champiñones (todas las clases)	Pepinos
	Sopa de quema-H
Col rizada	Té de quema-H
Limas	

VERDURAS (EL TAMAÑO MÍNIMO DE LA PORCIÓN ES 1 TAZA, EN CRUDO)

Ajo	Corazones de alcachofas
Apio	(frescos o en agua)
Berros	Ejotes
Betabeles	Espárragos
Calabacitas	Espinacas
Calabacitas amarillas	Hinojo
Calabaza espagueti	Hongos (botón, crimini, shiitake)
Cebollas (morada, dulce, amarilla)	Lechuga romana
Cebollitas de cambray	Pepinos
Col verde o morada	Poro
Col rizada	Vegetales marinos (dulce, hijiki,
Coliflor	kelp, kombu, nori)

FRUTAS (EL TAMAÑO DE LA PORCIÓN ES 1 PIEZA O 1 TAZA)

Ciruelas (como son más	Limones
pequeñas que otras frutas,	Mangos
la porción es de 2)	Moras
Duraznos	Naranjas
Granadas	Nectarinas
Limas	Toronja

PROTEÍNAS (EL TAMAÑO DE LA PORCIÓN ES DE 4 ONZAS DE CARNE O POLLO, 6 ONZAS DE PESCADO O MARISCOS, 2 HUEVOS O ½ TAZA DE HUMUS)

Atún	Mejillones
Bacalao	Pollo
Camarones	Res
Huevos	Salmón
Humus	

GRASAS (EL TAMAÑO DE LA PORCIÓN ES ¼ DE AGUACATE, 1 O 2 CUCHARADAS DE LECHE O ACEITE DE COCO, ¼ DE TAZA DE ACEITUNAS, ¼ DE TAZA DE NUECES O SEMILLAS)

Aceite de coco	Leche de coco (enlatada)
Aceite de oliva extravirgen	Nueces crudas
Aceitunas	Piñones crudos
Aguacate	Semillas de girasol crudas

VARIOS

Albahaca fresca	Orégano seco
Caldo de pollo	Perejil fresco
Cardo mariano	Pimienta negra
Chile de árbol molido	Rábano picante
Cilantro fresco	Raíz de diente de león
Cúrcuma	Romero fresco
Eneldo fresco	Sal de mar
Jengibre fresco	Salsa tamari
Menta fresca	Tomillo fresco o seco
Mostaza Dijon y de grano	Vinagre balsámico

¡LO LOGRASTE! ¿AHORA QUÉ?

¡Felicidades! Tal vez experimentaste algunas altas y bajas, días fáciles y días difíciles en el curso de la semana pasada, y cambios; pero ahora puedes ver lo mucho que sirvió en resultados reales. Mírate con mucha atención en el espejo. Prueba algo de la ropa que no te quedaba hace poco. Tu cuerpo ha recuperado su forma al cortar la grasa provocada por hormonas en todos los lugares correctos. Apuesto a que te ves y te sientes absolutamente fabuloso, así que sal y presúmelo, pero conserva los buenos hábitos y las recetas favoritas que adquiriste en los pasados diez días para que los uses cuando los necesites.

Estoy orgullosa de ti al terminar la quema-H, porque éste es uno de los atascos más difíciles de superar. Si la quema-I significa caminar dentro del agua y la quema-D es como caminar en el lodo, la quema-H es el equivalente a caminar a través del cemento. Ésta es, por mucho, la grasa más difícil de perder, y la resistencia a perder peso más difícil viene de un desequilibrio hormonal.

Si has salido de tu atasco y la báscula se mueve de nuevo, y si tu estado de ánimo se siente más estable, entonces has logrado lo que nos propusimos con la quema-H. Queremos regresarte a la modalidad de pérdida de peso. Incluso si no has terminado de perder todo el peso que necesitas, puedes volver a tu régimen normal de pérdida de peso o a un estilo de vida saludable de alimentación y ejercicio de forma positiva. Si alguna vez has tenido tu auto atascado en lodo o nieve sabes que algunas veces se necesitan unas tablas o una bolsa de arena para gato o algunas personas

con espaldas fuertes para empujarlo fuera. Una vez que el auto se desatascó, no significa que ya llegaste a tu destino, pero sí significa que llegar
a tu destino ahora es posible. Estás de vuelta en el camino de la pérdida
de peso a largo plazo y del equilibrio hormonal. Considero que toda pérdida de peso en la quema-H implica un éxito porque significa que estás
moviéndote hacia tu meta de nuevo. Saca provecho de esta victoria y de
esa cifra que está disminuyendo. Si estás desatascado de la resistencia a
perder peso, has hecho algo *gigantesco*. Esto es enorme.

Si ya estás en tu peso ideal o nunca tuviste mucho peso que perder,
entonces goza de todas las otras grandes cosas que la quema-H ha hecho por tu cuerpo; tus hormonas están acoplándose al equilibrio porque
nutriste y activaste los sistemas que controlan su producción y que usan
tus hormonas en la forma que deben hacerlo. Si es evidente que tu cuerpo sanó después de la quema-H, es un éxito mayor porque significa que
ahora todos los niveles de salud son posibles. ¡Así que dame cinco, que te
mereces una porra! Has sobrepasado el peor de los peores atascos y puedes sentirte muy bien al saber que saliste de él. La gente gasta grandes
cantidades de dinero en dietas e incontables horas en el gimnasio, pero
si su resistencia a perder peso por problemas hormonales no se arregla,
todo será para nada. Si tus hormonas están fuera de ritmo, no tendrás el
éxito que mereces.

Pero lo lograste. *Tú* lo lograste.

Y puedes seguir lográndolo. Muchos de mis clientes conservan el licuado, el té y la sopa en su rotación, incluso cuando no están haciendo
el programa de *Quémalo*. Todos nos volvemos hormonales de vez en
cuando. Nuestras hormonas nos gobiernan y algunas veces tomamos decisiones (o las toman por nosotros el síndrome premenstrual —SPM—,
la adolescencia, el embarazo, la perimenopausia y la menopausia) que
nos sacan de equilibrio. Un día o dos de licuados de quema-H, tés y/o
sopas pueden ayudarte a sentirte como tú, otra vez. Conserva raciones
en el congelador para emergencias hormonales.

¿DEBERÍAS HACERLO OTRA VEZ?

Muchos de mis clientes repiten el plan de quema-H cuando sienten el
SPM o notan alguna señal de aumento de peso hormonal. Si estás pasando

por la menopausia, podrías volver al plan después de algunos meses, sólo para ajustarte otra vez.

Me gusta usar la quema-H de esta forma para mis clientas menopáusicas, para apoyar y equilibrar el cuerpo mientras está pasando por esta transición importante. En la medicina china, la menopausia es un tiempo en que la energía creativa que se utiliza en la fertilidad de tu cuerpo se pasa a tu corazón. Ahora es tiempo para empezar a crear otras cosas bellas sólo para ti. Cuando termines con la menopausia, el cuerpo puede descansar en homeostasis, y ésta puede ser una transición hermosa si le das a tu cuerpo todo lo que necesita para pasar por ella.

CAPÍTULO 8

Más combustible: refuerzos de éxito

Los refuerzos de éxito son algo muy cercano a mi corazón. Con los años he coleccionado estos remedios tradicionales y caseros, así como otras estrategias medicinales naturales. Me considero una clase de coleccionista de remedios. Siempre estoy dispuesta a probar algo nuevo, pero lo conservo en mi colección sólo si en verdad funciona. Quiero resultados tangibles. En este capítulo están los remedios que he encontrado y que provocan los cambios más profundos en mis clientes. También pueden ayudarte a ti.

Cada uno de estos remedios es el mejor para una meta en concreto, por lo que los he dividido en las secciones de quema-I, quema-D y quema-H. Aunque muchos de los remedios tienen múltiples beneficios y podrían servir para más de un plan, los puse donde quiero que los uses, de acuerdo con los beneficios que me parecen más activos y de mayor utilidad. También notarás que en algunos casos un refuerzo de éxito aparece en más de una categoría. Por lo general se utilizan de forma diferente en cada una de ellas. Por ejemplo, todos los planes tienen una opción de aceite esencial y una de flores de Bach, pero los aceites y los remedios con flores que uso para la quema-I son diferentes de los que prefiero para la quema-D y de los que considero mejores para la quema-H.

Te doy una variedad de refuerzos de éxito para cada plan por una buena razón: hay muchas opciones diferentes porque quiero que elijas la que te haga sentir más cómodo. No hagas algo que no quieras hacer, pero te aliento a ser curioso y a expandir tus horizontes un poco. Si algo suena intrigante, ¡inténtalo!

Mi única advertencia es ésta: si tienes una condición médica seria, tomas alguna prescripción médica o estás embarazada o lactando, consulta con tu doctor sobre cualquier remedio en específico que quieras intentar, para asegurarte de que esté bien para ti y para tu sistema.

Dentro de cada plan en este capítulo dividí los refuerzos de éxito en varias categorías:

- Ejercicios estratégicos
- Adiciones a tu licuado
- Adiciones a tu té
- Adiciones a tu sopa
- Refuerzos fáciles que puedes hacer tú mismo
- Refuerzos intensos que requieren equipo especial o que pueden ser un poco más difíciles o tener un efecto más fuerte y más potente. Éstos no son para cualquiera, pero es posible que sean buenos para ti. Léelos y ve qué te parecen.

Cada refuerzo de éxito incluye una descripción de lo que es, lo que hace en tu cuerpo, las herramientas o las provisiones que necesitarás para hacerlo, e instrucciones paso a paso acerca de cómo hacerlo. Los refuerzos de éxito para tu plan encenderán tu pérdida de peso y aumentarán los efectos de los alimentos en tu plan. En verdad son refuerzos para lo que intentamos lograr.

Para cada plan, elige uno para cada día, o más si lo deseas. Podrías hacer el mismo para todos los días o elegir uno diferente cada día; tienes un bufé de refuerzos de éxito que puedes llevar contigo después de que termines tu plan de *Quémalo*. Todos son terapéuticos y benéficos. Si te encanta algo de lo que encuentres aquí, guárdalo en tu caja de herramientas como yo hago y sigue utilizándolo cuando lo necesites. Permite que tus favoritos se vuelvan una parte de tu vida.

Sé que disfrutarás incorporándolos a tu plan y a tu vida tanto como lo han hecho mis clientes.

REFUERZOS DE ÉXITO DE LA QUEMA-I

Los refuerzos de éxito de la quema-I están diseñados para causar uno o más de los siguientes efectos:

- Reducir tus hormonas de estrés
- Hidratar tu cuerpo
- Consumir grasa subcutánea o celulitis
- Impulsar la excreción a través del sistema linfático
- Impulsar la excreción a través de los riñones y la vesícula biliar
- Ayudar a inclinar tu cuerpo hacia un estado más alcalino
- Entregar micronutrientes intensivos a los riñones, el sistema linfático y/o la vesícula biliar

REFUERZO DE EJERCICIO

En cualquier día que elijas hacer ejercicio, prefiero que lo hagas antes de las 2:00 p.m. para un beneficio máximo. El cuerpo tiene ciclos de vigilia y descanso naturales, y está más activo metabólicamente antes de las 2:00 p.m. Después de esa hora, tu cuerpo empieza a cambiar a una modalidad de descanso y reparación. Ésta es la razón de que muchas personas sientan que su energía baja en la tarde. Queremos tomar ventaja de estos ritmos naturales en el cuerpo para maximizar nuestros esfuerzos de entrenamiento. De todas maneras, hacer ejercicio después de las 2:00 p.m. es mejor que no hacer ejercicio en absoluto. Todavía puedes recibir muchos beneficios del ejercicio en la tarde o incluso en la noche. No hagas ejercicio dentro de la última hora antes de acostarte. Es contraproducente. Llegada la hora de dormir, sólo hay un tipo de cardio que deberías estar haciendo... Ejem. De lo contrario, no quiero ni oírlo. La hora de dormir es para dormir, y el ejercicio sería estresante a esta hora.

Aunque ningún refuerzo de éxito es obligatorio, en verdad te animo a que incluyas refuerzos de ejercicios como parte de tu experiencia de quema-I, si puedes. Es una poderosa ayuda para los esfuerzos de tu cuerpo al combatir las reacciones, la inflamación y la retención de líquidos.

CAMINAR

La meta del ejercicio en el plan de quema-I es aumentar la circulación en una forma relajante y de bajo estrés, y ningún ejercicio hace eso mejor que caminar. Caminar sacará los líquidos de tu cuerpo, te ayudará a encender la quema de grasa subcutánea y también es relajante y agradable. Caminar al aire libre es la mejor opción. Sudar en una caminadora en el gimnasio mientras miras fijamente una televisión no es lo que busca- mos. Quiero que respires aire fresco, que veas la naturaleza y muevas tu cuerpo en una forma natural y fácil que se sienta rejuvenecedora en lugar de fatigadora.

Lo que necesitas:
- Calzado deportivo con apoyo
- Un ambiente apropiado para caminar al aire libre (de preferencia) o al interior (mejor que nada)

Paso a paso:
Ata tus agujetas, ve afuera y camina a un paso que varíe de tranquilo a rápido durante 30 minutos.

YOGA
El estrés lleva a la inflamación, y en la quema-I queremos ir en la direc- ción opuesta: llevar el cuerpo a un estado de apoyo y nutrición para ayu- dar a controlar la inflamación y hacer saber al cuerpo que la reserva de grasa ya no es necesaria y que quemarla está bien. El yoga es una práctica antigua para controlar la mente y el cuerpo a través de la meditación, y ciertas clases de movimientos destinados a ayudar a controlar el cuerpo nacieron de esta meta. Hoy en día usamos estos movimientos sin pensar necesariamente en el propósito original del yoga; pero incluso cuando no pensamos en ellos, los ejercicios de yoga (llamados *asanas*) alinean el cuerpo y calman la mente. El yoga tiene efectos tanto antiinflamatorios como contra la hinchazón. Los ejercicios de esta disciplina no sólo son relajantes, sino que las posiciones estiran tus músculos, fortalecen y ajus- tan tus articulaciones y comprimen y liberan los órganos en una forma que ayuda a liberar el flujo linfático a través del cuerpo. Ya sea que hagas yoga en casa, con un libro, un DVD o libremente, o que tomes una clase de yoga, tendrás grandes beneficios.

Lo que necesitas:
- Ropa cómoda
- Un tapete de yoga (también llamado tapete adherente)
- Un libro de yoga, un DVD o una clase

Paso a paso:

Es mejor aprender yoga primero de un maestro calificado que puede asegurar que hagas los movimientos correctamente, así que inscríbete a una clase o consigue un buen DVD. Pregunta a algún amigo al que le guste el yoga si tiene recomendaciones. Las siguientes posiciones de yoga son buenas para ti en la quema-I:

- Perro mirando hacia abajo
- Postura de la montaña
- Postura de la paloma
- Postura sobre los hombros (si no tienes problemas de cuello o espalda)
- Postura del triángulo
- Todas las posturas que rotan (posturas que giran tu torso)
- Todas las inversiones (posturas que ponen tus pies sobre tu cabeza). Algunos maestros de yoga dicen que no deberías hacer inversiones bajo ciertas condiciones, como durante tu periodo o si tienes ciertas lesiones. Habla con tu instructor de yoga si tienes cualquier duda sobre hacer inversiones. Escucha a tu cuerpo y a tu maestro.

REFUERZO DEL LICUADO DE QUEMA-I

COL RIZADA O ESPINACAS

La col rizada y las espinacas son fuentes poderosas de nutrientes. Estos vegetales de hoja verde son ricos en muchas vitaminas, minerales y fitoquímicos que reducen la inflamación e impulsan la desintoxicación, como vitaminas C, A y E, y vitaminas B; calcio, potasio, magnesio; una gran variedad de flavonoides antiinflamatorios y carotenoides, y ácidos grasos omega-3. Los isotiocinatos de la col rizada han demostrado una acción desintoxicante celular. Inclúyelos en tu licuado de quema-I para un impulso antiinflamatorio extra.

Lo que necesitas:
- 1 taza de hojas de col rizada, hojas de espinaca u hojas de espinaca baby frescas

Paso a paso:

1) Lava las verduras. Arranca hojas de col rizada del tallo y desecha cualquier tallo largo y duro de las espinacas. Rompe las hojas grandes en pedazos. (Si utilizas espinaca baby, no tienes que hacer nada de esto a las hojas, sólo lavarlas.)

2) Añade 1 taza de verduras a tu licuado normal de quema-I, lícualo y bebe.

> **TÉ DE DIENTE DE LEÓN QUE PUEDES HACER TÚ MISMO**
> Si tienes dientes de león sin fumigar en tu jardín, puedes cortar los brotes antes de que salgan flores y hacer té de las hojas frescas o secas (sécalas en una charola al sol, en un horno a baja temperatura o en un deshidratador). Sólo pon algunas hojas en la tetera, agrega agua hirviendo sobre ellas, déjalas reposar durante 5 minutos, cuélalas y bebe.

REFUERZO DEL TÉ DE QUEMA-I

TÉ DE DIENTE DE LEÓN*

Este potente pero agradable té está hecho de hojas de diente de león. Utilizo el té de diente de león para quema-I porque es un diurético potente que calma la hinchazón, el edema y la retención de líquidos. También te nutre con vitamina C, vitamina A y potasio, así como minerales traza.

Lo que necesitas:

- Té de diente de león suelto o bolsas de té de diente de león; necesitarás 2 o 3 cucharaditas o 1 bolsa de té por taza
- Una bola de té u otro aparato para preparar té suelto si no estás usando una bolsa de té
- Agua hirviendo o té de quema-I caliente

* Nota: éste es un remedio diferente del té de raíz de diente de león, que es más un tónico para el hígado y se utiliza en la quema-H.

Paso a paso:

1) Usa 2 o 3 cucharaditas de té de hojas de diente de león por taza de agua hirviendo o té de quema-H.

2) Remoja las hojas de té durante 3 o 5 minutos en tu té de quema-I (o en agua caliente por separado) y bebe.

REFUERZO DE LA SOPA DE QUEMA-I

HOJAS DE BETABEL

La gente suele cortar las hojas del betabel y tirarlas, pero estas hojas no sólo son ricas fuentes de vitaminas, minerales y fitoquímicos, especialmente betalaínas, que tienen un potente efecto antiinflamatorio y desintoxicante, sino que también son particularmente buenas para aumentar la alcalinidad del cuerpo. (Pongan atención, fumadores: ¡las hojas de betabel ayudan a reducir el antojo de nicotina!) Si eliges este refuerzo de éxito, añade las hojas de betabel a tu sopa de quema-I cuando la prepares antes de comenzar tu plan, en lugar de hacerlo cuando estés calentando la sopa. Deben ser parte de la receta desde el principio para que las hojas se cocinen junto con los demás vegetales en la sopa.

Lo que necesitas:

- Hojas de betabel frescas, de preferencia aún parte del betabel antes de usarlas. Las hojas de betabel duran sólo un día o dos después de cortarlas, así que úsalas de inmediato. Busca hojas firmes, frescas, de buen color y que no estén marchitas.

Paso a paso:

1) Corta las hojas de los betabeles, quítales los tallos largos, lávalas y sécalas con un trapo. Reserva los betabeles para comerlos por separado (son ingredientes de varias recetas de quema-I, incluyendo la ensalada de col y humus, y las recetas que incluyen verduras horneadas).

2) Pica las hojas y añade 1 taza a tu sopa de quema-I cuando agregues los otros vegetales.

REFUERZOS FÁCILES

RESPIRACIONES PROFUNDAS

Los ejercicios de respiración profunda logran muchas de las metas de la quema-I, especialmente el control de estrés, la oxigenación de tejidos y el aumento en la alcalinidad. Respirar profundamente es una práctica antigua. En la India se llama *pranayama* y se considera el camino hacia una mente tranquila, en calma e iluminada. De acuerdo con esta filosofía, un canal central de energía corre a través de la mitad del cuerpo y la respiración profunda activa la fuerza vital dentro de este canal, moviendo la energía a lo largo del cuerpo, de arriba abajo. Se cree que esta práctica lleva gradualmente al cuerpo y a la mente a un estado elevado del ser. Hay muchas técnicas diferentes de *pranayama*, pero puedes empezar con algo simple.

Cuando hagas estos ejercicios, intenta no respirar desde la parte superior de tu pecho y no muevas tus hombros mientras inhales y exhales. Mantenlos quietos e intenta llenar tu abdomen bajo de aire. Esto puede sentirse un poco difícil al principio, pero es más fácil aprender con la práctica. Esto te ayudará a alcanzar una parte más profunda de tus pulmones, lo que oxigenará aún más tu cuerpo, ya que el oxígeno de los pulmones se mueve de la membrana mucosa hacia el flujo sanguíneo a través de capilares muy pequeños en las puntas de tus bronquios.

Lo que necesitas:
- Nada más que un lugar tranquilo y unos minutos

Paso a paso:
1) Siéntate en el suelo o en una silla con tu espalda recta. No te recargues en nada a menos que no te puedas sentar derecho por ti mismo. Cierra los ojos y respira normalmente durante unos segundos.
2) Inhala despacio durante 5 segundos aproximadamente. Recuerda no mover tus hombros y respirar desde tu bajo vientre. Exhala despacio durante 5 segundos más o menos.
3) Inhala despacio durante 6 segundos aproximadamente. Exhala despacio durante 6 segundos más o menos.
4) Repite, inhalando y exhalando durante 7, 8, 9 y 10 segundos.

5) Repite de nuevo, pero inhalando y exhalando durante 10, luego 9, luego 8, y así hasta llegar a 5 segundos.

6) Respira normalmente durante un minuto más o menos, hasta que te sientas listo para continuar con tu día.

BAÑO CON SALES DE EPSOM

El sulfato de magnesio, comúnmente conocido como sales de Epsom, es una sustancia que ocurre de forma natural, formada por dos compuestos esenciales para nuestro bienestar: el magnesio y el sulfato (o azufre oxidado). Necesitamos magnesio para regular nuestras enzimas y reducir la inflamación, y azufre para crear aminoácidos, digerir la comida y desintoxicar el cuerpo. Dado que el sulfato de magnesio puede absorberse fácilmente a través de la piel, tomar un baño es una forma simple y relajante para impulsar nuestros niveles de minerales esenciales y desintoxicarnos al mismo tiempo.

Lo que necesitas:
- 2 tazas de sales de Epsom
- Un baño caliente

Paso a paso:
1) Añade las sales de Epsom al agua de tu tina.
2) Sumérgete durante 12 minutos por lo menos, hasta tres veces a la semana.

ACEITES ESENCIALES

Los aceites esenciales son líquidos concentrados hechos de compuestos aromáticos de plantas. Los mejores aceites esenciales son típicamente destilados con vapor y 100% puros. Los aceites esenciales que me gustan para la quema-I incluyen bergamota, canela, clavo, eucalipto, hinojo, rosa y tomillo. Entre sus múltiples cualidades, tienen propiedades que apoyan la función renal, tienen efectos antibacterianos y fungicidas, y son tónicos para reactivar los nervios. Añade unas cuantas gotas de cualquiera o una combinación de estos aceites a un baño de tina relajante (incluyendo las sales de Epsom en este capítulo, ¡dos refuerzos de éxito en uno!). También puedes utilizarlos para un automasaje estratégico.

Lo que necesitas:
- Aceite esencial de bergamota, canela, clavo, eucalipto, hinojo, rosa y/o tomillo
- Aceite de coco crudo, prensado en frío, o aceite 100% natural para masaje

Paso a paso:
1) Añade unas cuantas gotas de aceite esencial (o una combinación, por ejemplo, de canela y clavo, o bergamota y rosa) a una cucharada pequeña de aceite de coco o a lo que quepa en tu mano de aceite para masaje, y mézclalos con tus manos o en un tazón pequeño.
2) Masajea esta mezcla en las áreas donde tengas celulitis para ayudar a activar y a disolver la grasa subcutánea. Además de áreas de celulitis pronunciada (esos bultos), enfócate en la espalda baja alrededor de tu cintura, tus brazos y las áreas que tienden a inflamarse cuando retienes líquidos, como las muñecas, las manos, las rodillas y los tobillos.

ESENCIAS FLORALES

Las esencias florales, algunas veces llamadas remedios florales, son esencias curativas naturales, suaves, seguras y benignas hechas con flores. No son tóxicas y tratan las emociones en lugar de los síntomas físicos, así que son una forma excelente de atender desequilibrios emocionales en cada uno de los planes. Para la quema-I, los remedios que me gustan son el remedio de rescate y la fórmula de cinco flores. Ambos son combinaciones de esencias florales hechas para calmar las reacciones y provocar más calma.

Lo que necesitas:
- Remedio de rescate (remedio con flores de Bach) o remedio de cinco flores (servicios de esencias de flores)

Paso a paso:
Hay muchas formas de usar los remedios florales. Puedes tomar 10 gotas en 2 decilitros de agua y beberla a lo largo del día. Puedes ponerlas en tus puntos de pulso, como el perfume, o puedes ponerlas en una botella

rociadora con agua de manantial y rociarla sobre tu piel. También puedes mezclar 20 gotas en 60 gramos de crema natural para la piel, sin aroma. Pruébalas, tócalas, huélelas y te ayudarán.

MEDITACIÓN

La meditación es una práctica antigua con beneficios en extremo contemporáneos. Puede hacer grandes cosas por tu presión arterial, tu pulso y especialmente tu respuesta a la relajación, reprimiendo la liberación de hormonas de estrés destructivas. Me gusta para los tres planes de *Quémalo*, y verás que he incluido una técnica de meditación particular que mejor se ajusta a cada plan. Para la quema-I me gusta la meditación de concientización porque se ha demostrado en varios estudios recientes (incluyendo un estudio europeo en 2014, publicado en *Psiconeuroendocrinología*) que reduce la reacción y el estrés, y también suprime la expresión de los genes RIPK2 y COX2, y los genes histona deacetilasa, involucrados en provocar la inflamación en el cuerpo. Un beneficio adicional: la práctica regular de meditación también ayudará a tu cerebro a trabajar mejor, ¡y apuesto a que nos caería bien un poco de eso!

La meditación de concientización es una técnica para enfocarse en un objeto, para entrenar a la mente a observar el momento presente de manera neutral, sin reacciones ni una respuesta de estrés automática. Así es como se hace.

Lo que necesitas:
- Nada más que un lugar tranquilo donde sentarte cómodamente
- Opcional: un buen cojín cómodo para meditación o un banco para meditar
- Opcional: una buena aplicación para tu teléfono que tome el tiempo de tu meditación y haga sonar campanas relajantes o gongs para avisarte cuándo empezar y cuándo terminar (busca "aplicaciones para meditar")

Paso a paso:
1) Siéntate tranquilamente con la espalda recta. No te apoyes contra nada a menos que debas hacerlo para estar cómodo. Cruza las piernas, dóblalas debajo de ti o siéntate en una silla con ambas

plantas de los pies sobre el suelo. Pon un cronómetro con cinco minutos para tu primer intento. Si ya sueles meditar, puedes hacer 10, 15 o hasta 20 minutos. Si no, ésta puede ser una meta para la que trabajes si te gusta la meditación y decides quedarte con ella cuando hayas terminado tu plan de tres días.

2) Respira tranquilamente algunas veces. Enfócate en cómo se siente. Nota la sensación del aire entrando y saliendo. ¿Cómo se siente en tus fosas nasales? ¿En tu garganta? ¿Qué partes de tu cuerpo se mueven con tu respiración? Examina las sensaciones con tanto detalle como puedas. Si tu mente divaga, llévala de nuevo hacia la sensación de la respiración tan pronto como notes que se ha ido.

3) Después de que lo hayas hecho durante un tiempo y sientas que te quieres enfocar en otra cosa, enfócate en cómo se siente todo tu cuerpo. ¿Qué es lo que notas más? ¿Una parte de ti se distingue claramente en este momento? Lleva tu atención a esta sensación, pero no le añadas opiniones ni reacciones. Sólo observa, como si le estuviera sucediendo a alguien más. Quédate con esto hasta que termine tu tiempo.

4) Cuando el cronómetro suene, respira profunda y tranquilamente algunas veces, levántate despacio y continúa con tu día con una mente en calma y sin reacciones. Entre más hagas esto, menos reactivo serás y disfrutarás más efectos reductores de la inflamación.

REFLEXOLOGÍA

La reflexología es una forma de curar y desintoxicar tu cuerpo al aplicar varios grados de presión en áreas específicas de las manos, los pies y las orejas que, se cree, son puntos reflexivos o de energía conectados con otras áreas del cuerpo. Se cree que presionar y masajear estos puntos activa, energiza y cura el área con que se asocia ese punto. Para los propósitos de la quema-I queremos activar los riñones, la vesícula biliar y el sistema linfático para una desintoxicación más eficiente. Muchos masajistas están entrenados en reflexología y pueden activar estos puntos por ti, pero también puedes hacerlo tú mismo. El siguiente diagrama muestra dónde se localizan estos puntos en el pie. También puedes usar los aceites esenciales de quema-I en los puntos que se muestran. Combinar refuerzos de éxito en verdad impulsa los efectos de ambos.

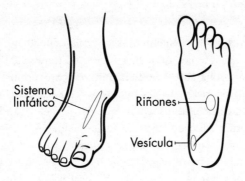

Lo que necesitas:

- Un lugar tranquilo y un par de manos desocupadas (o un reflexólogo ¡o un amigo que quiera masajear tus pies!)

Paso a paso:

1) Siéntate en una posición relajada. Quítate los zapatos y los calcetines. Toma tu pie en tus manos.

2) Para estimular y activar tu sistema linfático, con tu pulgar frota suave pero firmemente tu pie, de arriba abajo, desde la base del espacio entre tu dedo gordo y el segundo, hacia abajo unas 3 pulgadas, como se indica en el diagrama. Masajea esta área de arriba abajo.

3) Voltea tu pie para que puedas ver la planta. Para estimular y activar los riñones, presiona y frota el punto en el centro de tu pie, alrededor de una pulgada adentro del arco, como se indica en el diagrama.

4) Para estimular y activar la vesícula, presiona con tu dedo y recorre en línea recta hacia abajo, desde el punto del riñón, sobre la orilla interior del arco, hacia la parte de arriba del talón, como se indica en el diagrama.

5) Repítelo en el otro pie.

REFUERZO DE SUPLEMENTOS PARA LA QUEMA-I

Vitaminas, minerales y otros suplementos adicionales pueden mejorar el trabajo que estás haciendo con la quema-I, pero no tomes cualquier suplemento. Muchos son baratos y contienen ingredientes adulterados así como versiones relativamente ineficientes de los compuestos. Asegúrate de comprar en una compañía respetable que use la mejor calidad e ingredientes sin alterar. Dado que esto es un problema en una industria relativamente sin regulaciones, elaboré una línea de suplementos puros y libres de adulteración. Definitivamente no tienes que comprarlos, pero si quieres ir con una buena fuente, ésta es una opción. Éstos son los suplementos que recomiendo para la quema-I (puedes encontrarlos en shophayliepomroy.com):

- Multimetabolismo: mezcla estratégica de minerales y multivitaminas
- AI Metabolismo: mezcla estratégica antiinflamatoria

REFUERZOS INTENSOS

SAUNA INFRARROJA

Aunque el término *infrarrojo* pueda sonarte de la era espacial, las saunas infrarrojas son muy suaves y operan con un calor más bajo que las típicas saunas. En lugar de usar piedras calientes, como una sauna seca, las saunas infrarrojas usan calentadores infrarrojos y luz infrarroja para producir calor radiante que tu cuerpo absorbe. Sudar en una sauna infrarroja aumenta tu metabolismo y tu circulación, y me gusta para la quema-I porque es una forma suave de liberar fluidos e impurezas a través de la piel. Es una forma de desintoxicación reconfortante pero decisiva. La única advertencia que te daría es que tengas cuidado de no sobrecalentarte, que tomes mucha agua antes, durante y después de tu tiempo en la sauna, como harías con cualquier sauna, y que te relajes hasta que te sientas mejor. A menos que seas sensible al calor, no deberías tener ningún problema con una sauna infrarroja. Si empiezas despacio y progresivamente pasas más tiempo ya que te acostumbres a la experiencia, debes permanecer cómodo y aun así obtener todos los beneficios en tu circulación y en tu desintoxicación.

Lo que necesitas:

- Una sauna infrarroja en tu hogar o en la casa de un amigo, o en el centro de salud de la comunidad, en el gimnasio o el spa.
- Mucha agua para beber antes, durante y después
- Toallas para sentarte y secar el sudor.

Paso a paso:

1) Date un baño caliente en tina o regadera antes de entrar a la sauna.
2) Entra a la sauna y siéntate sobre toallas, primero durante 10 minutos, aumentando el tiempo hasta 30 si continúas usando la sauna regularmente (la cantidad de tiempo depende del calor de la sauna y tu tolerancia personal; si empiezas a sentirte incómodo, mareado, con náuseas, salte). Seca el sudor cuando sea necesario.
3) Después de la sauna, siéntate durante 10 o 20 minutos antes de bañarte para permitir que tu cuerpo se enfríe.
4) Lava todo el sudor con agua fría a tibia.

MASAJE LINFÁTICO

Me gusta proponer muchos tipos de masajes, pero el tipo que me gusta más para la quema-I es el masaje linfático. Esta técnica suave involucra revigorizar la circulación linfática y drenar al masajear sobre los nodos linfáticos, y entonces manipular manualmente la linfa hacia los riñones, donde puede dejar sus toxinas para ser eliminadas. Es una terapia recetada comúnmente para personas a quienes se les deben extirpar los nodos linfáticos y quienes son propensos a inflamarse por ello, pero también puede beneficiar a cualquiera cuyo flujo linfático sea lento y perezoso, quien retenga líquidos y/o quien esté acumulando grasa subcutánea.

El masaje linfático se siente suave y relajante, pero después sentirás un gran cambio. Durante los siguientes días, la hinchazón tiende a bajar dramáticamente, puedes ver más de tus tobillos y tus muñecas, y notas más definido todo tu cuerpo. Sin embargo, no se trata sólo de verte mejor. El masaje linfático es una forma poderosa para ayudar al cuerpo a desintoxicarse.

Lo que necesitas:

- Un masajista, doctor, enfermero u otro profesional de la salud entrenado y certificado en masaje linfático. Pide referencias a tu médico o a tu masajista local, o revisa la página web de la Red Nacional de Linfedema: http://www.lymphnet.org/find-treatment
- Alrededor de una hora de tu tiempo

Paso a paso:

Haz una cita, relájate ¡y disfruta! Después, bebe mucha agua para ayudar a tu sistema linfático a mover todo lo que se ha estimulado fuera de tu cuerpo.

BRINCAR (CAMA ELÁSTICA INDIVIDUAL)

Brincar es un ejercicio de bajo impacto que mejora el flujo del sistema linfático y estimula todos los grupos musculares al mismo tiempo. Es un desintoxicante eficiente del sistema linfático y también es un ejercicio fabuloso, que moldea los músculos y fortalece los huesos. Involucra brincar en una cama elástica de tamaño individual. La cama elástica reduce el impacto potencial de saltar sobre tus articulaciones y tus tejidos conectivos, así que puedes saltar por un periodo de tiempo mayor sin riesgo de lesión. Además, ¡es divertido!

Lo que necesitas:

- Una cama elástica individual. Puedes comprarla en muchas tiendas de descuento que tengan un departamento de deportes o en cualquier tienda de artículos deportivos. Si te sientes inseguro sobre tus pies o tienes problemas de equilibrio, consigue una cama elástica que tenga una barra para sostenerte mientras brincas.

Paso a paso:

1) Súbete a la cama elástica.
2) Brinca. Empieza lenta y suavemente hasta que te acostumbres. Varía tus movimientos; salta bajo, salta alto, gírate y baila. Diviértete. Inténtalo con música o hazlo mientras ves la televisión. Empieza con sesiones más pequeñas, alrededor de 5 minutos. Si continúas usando la cama elástica, sigue hasta llegar a 20 minutos cada vez, mientras te sientes en mejor forma y más fuerte.

REFUERZOS DE ÉXITO DE LA QUEMA-D

Los refuerzos de éxito de la quema-D están diseñados para causar uno o más de los siguientes efectos:

- Calmar el tracto digestivo
- Calmar y despejar los pulmones y el sistema respiratorio
- Sanar la membrana mucosa
- Impulsar la vasodilatación para disolver y liberar la grasa amarilla
- Estimular la excreción del colon
- Reducir el gas intestinal, la inflamación y la flatulencia
- Remediar la constipación y/o la diarrea

REFUERZO DE EJERCICIO

En cualquier día que decidas hacer ejercicio, prefiero que lo hagas antes de las 2:00 p.m. para un máximo beneficio, porque es cuando tu cuerpo está más receptivo a actividades vigorosas, especialmente el cardio de alta intensidad que quiero que hagas en la quema-D. Sin embargo, hacer ejercicio más tarde es mejor que no hacer ejercicio en absoluto. Una excepción: no hagas ejercicio en la última hora antes de dormir. Esto puede ser demasiado estimulante y dificultar el sueño. También funciona contra lo que tu cuerpo está intentando hacer naturalmente mientras se calma y se prepara para la reparación y la reconstrucción que sucede cuando duermes.

Aunque los refuerzos de éxito que escojas dependen de ti, el ejercicio es efectivo para penetrar y emulsionar la gruesa y difícil grasa amarilla que intentamos eliminar por medio de la quema-D, así que te invito a que incluyas refuerzos de ejercicio como parte de tu experiencia de la quema-D.

CARDIO VIGOROSO

Ya sea trotar en una caminadora o al aire libre, entrenar en una escaladora elíptica o en una clase de *spinning*, o hacer los clásicos aerobics, cardio es el nombre del ejercicio en el plan de la quema-D. La razón es que el ejercicio cardiovascular aumenta la capacidad de tus sistemas circulatorio y linfático de facilitar la dispersión de nutrientes y la eliminación de toxinas. Todos tus órganos se benefician de ello, lo que ayuda a reforzar la dieta que haces en este plan. Para la quema-D en particular fortalece tu sistema respiratorio y ayuda a tus vasos sanguíneos a llevar oxígeno. Escoge cualquier tipo que te guste, pero acelera tu corazón ¡y empieza a sudar!

Lo que necesitas:
- Calzado deportivo con soporte

Paso a paso:
Haz 30 minutos de cardio vigoroso, como caminar rápidamente o trotar al aire libre o en una caminadora, usar una escaladora elíptica, andar en bicicleta, saltar la cuerda, hacer excursionismo o tomar una clase de aerobics, *spinning*, yoga intenso o cualquier otra actividad que acelere tu corazón. Recuerda que puedes hacer más de un refuerzo de ejercicio al día, así que si haces cardio vigoroso tres veces o incluso diario durante la quema-D, junto con otros refuerzos de éxito que te interesen, incrementarás los efectos benéficos del plan.

REFUERZO DEL LICUADO DE QUEMA-D

JUGO DE ÁLOE VERA
El jugo de áloe vera proviene de la sábila, conocida por su contenido gelatinoso y sus hojas gruesas. La gente suele usar el gel directamente de la planta, sólo arrancando la hoja y frotando el gel en una quemadura o en un rasguño. Sin embargo, el jugo de áloe vera es igualmente curativo en el interior. Puedes comprarlo en forma de jugo. Yo lo añado al licuado de quema-D porque sana la membrana mucosa y también puede ayudar a aliviar la constipación y la colitis.

Lo que necesitas:
- Jugo de áloe vera, que puedes comprar en una tienda naturista bien abastecida, o una planta grande de sábila

Paso a paso:
Añade ¼ de taza de jugo de áloe vera a tu licuado de quema-D. Mézclalo y bebe. Si quieres usar el gel de tu propia planta, corta una hoja grande

con un cuchillo filoso o unas tijeras. Corta todas las partes verdes y levanta el filete de gel del centro con el costado de un cuchillo. Agrégalo a tu licuado de quema-D antes de licuarlo.

REFUERZO DEL TÉ DE QUEMA-D

TÉ DE *PAU D'ARCO*

Este té es de la corteza del árbol de *pau d'arco*, que proviene de la selva tropical sudamericana y ha sido un remedio en Brasil desde hace mucho tiempo. Tiene un sabor amargo, pero mezclado con otros tés, puede ser agradable. El *pau d'arco* tiene muchas utilidades, pero me gusta para la quema-D por su efecto antibiótico, ya que es un tónico para infecciones intestinales y diarrea, y también puede tratar la candidiasis. Asimismo, despeja el sistema respiratorio, ayudando a aflojar y a soltar las flemas para que puedas expulsarlas. Es un remedio tradicional para la bronquitis. Incluso si no tienes bronquitis o una infección intestinal, es igualmente un tónico para la membrana mucosa y posee propiedades antioxidantes. Compra tu té de *pau d'arco* de una fuente confiable; las compañías poco éticas pueden vender productos falsos con este nombre. Necesitas hervir la corteza de *pau d'arco* durante 8 o 10 minutos para liberar sus propiedades medicinales, así que hiérvelo con anticipación y añádelo a la mezcla de tu té de quema-D en la mañana, o asegúrate de tener suficiente tiempo para dejarlo asentarse.

Lo que necesitas:
- Té de *pau d'arco* suelto o una bolsa de té de *pau d'arco*; necesitarás 2 o 3 cucharaditas o 1 bolsa de té por taza
- Una bola de té u otro artículo para preparar té suelto si no usas la bolsa de té
- Agua hirviendo o té de quema-D caliente

Paso a paso:
1) Añade 2 o 3 cucharaditas de té de *pau d'arco* suelto o 1 bolsa de té a tu té de quema-D caliente, o si prefieres beberlo por separado, agrégalo a agua hirviendo.
2) Remoja las hojas de té durante 8 o 10 minutos, y bebe.

REFUERZO DE LA SOPA DE QUEMA-D

HINOJO

El hinojo es un vegetal con un aroma y un sabor delicadamente dulce, parecido al orozuz, de la familia del apio. Tiene pocas hojas y un bulbo con tallos jugosos parecidos al apio. Me gusta el hinojo para la quema-D porque es bueno para desinflar el gas de los intestinos gracias al ácido aspártico que contiene. También ayuda a sacar las flemas y la mucosidad del intestino, y el anetol y el cineol del hinojo tienen efectos antibacterianos que pueden ayudar con problemas estomacales relacionados con la indigestión, como diarrea y acidez. Estos compuestos también poseen un efecto expectorante, que ayuda a despejar los pulmones. El hinojo contiene niveles altos de vitamina C, folatos y potasio, así como fibra, por lo que nutre mientras estimula los movimientos intestinales.

Lo que necesitas:
- Hinojo fresco. Busca bulbos duros y firmes, con tallos rectos y sin manchas oscuras. Deben verse frescos y jugosos, no secos ni agrietados.

Paso a paso:
1) Corta las partes duras de las hojas y la raíz del bulbo de hinojo y lava el bulbo.
2) Corta en trozos el bulbo, incluyendo las hojas tiernas y los tallos; añade 1 taza a tu sopa de quema-D.

REFUERZOS FÁCILES

VINAGRE DE MANZANA CRUDO

Aunque durante años ha habido toda clase de declaraciones sobre los efectos del vinagre para la salud, algo para lo que sí funciona es para un estómago molesto. El vinagre de manzana tiene propiedades antibióticas y la pectina que contiene puede aliviar calambres estomacales, diarrea y náuseas. También calma la garganta irritada y puede ayudar a drenar la sinusitis. Si estás en la quema-D y tienes problemas digestivos, el vinagre de manzana es un tónico efectivo, pero asegúrate de comprarlo crudo en la tienda de alimentos naturistas, no el comercial. Siempre diluye en agua el vinagre de manzana. Tomarlo directo puede dañar el esmalte de tus dientes.

Lo que necesitas:

- Vinagre de manzana crudo. Lo puedes encontrar en tiendas de alimentos naturistas o en la sección de comida orgánica. Bragg es una marca recomendable.

Paso a paso:

Vierte 1 o 2 cucharadas de vinagre de manzana en 1 taza de agua a temperatura ambiente y bébelo.

POLVO DE NOGAL NEGRO

Medicinas, pigmentos y comida se han hecho de la vaina del árbol de nogal negro durante miles de años. El nogal negro tiene juglona, un compuesto tóxico para algunas plantas (aunque otras son tolerantes) que puede tener propiedades fungicidas, antibacterianas y antitumorales para los humanos y tradicionalmente también se usa como antiparasitario. Las vainas contienen taninos, los cuales absorben sustancias dañinas en el tracto digestivo y ayudan al tracto gastrointestinal a mantener una flora saludable. También pueden absorber medicamentos, así que habla con tu médico si estás bajo alguna prescripción médica y quieres probar el polvo de nogal negro. El polvo es un remedio tradicional para la constipación y es una fuente excelente de yodo, sulfuro, magnesio, potasio, vitamina C, zinc y otros micronutrientes. Advertencia: si eres alérgico a las nueces de árbol, evita el polvo de nogal negro.

Lo que necesitas:

- Vainas de nogal negro en polvo, disponibles en la mayoría de las tiendas herbolarias. También puedes comprarlo en tintura y mezclarlo en agua.

Paso a paso:

Vierte ½ o 1 cucharadita de polvo en agua. Puedes tomarlo hasta tres veces a la semana, durante no más de dos semanas cada vez. El polvo de nogal negro no es para uso prolongado, así que mejor sólo tómalo durante la quema-D. Si has tomado polvo de nogal negro diario durante dos semanas, espera al menos dos semanas antes de probarlo otra vez. No se ha estudiado para uso a largo plazo, y mientras tiene grandes beneficios a corto plazo, puede dañar el estómago si lo usas durante más de dos semanas. Para la tintura, sigue las instrucciones de la botella.

VERDURAS CULTIVADAS/FERMENTADAS

Las verduras cultivadas, como el chucrut, el kimchi y los pepinillos lactofermentados son fuentes excelentes de probióticos, los cuales ayudan a sanar y a fortalecer el tracto gastrointestinal. Son increíblemente nutritivos para tu flora bacteriana, y también, deliciosos. Puedes comprar verduras cultivadas en casi cualquier tienda, pero también son fáciles de preparar usando uno de varios métodos. La forma más fácil requiere sal, agua y frascos de vidrio. Puedes agregar también un fermento base, que puedes comprar en tu tienda de alimentos naturistas local. Utiliza la clase que sería para preparar kéfir o yogur. Esto acelerará el proceso de fermentación, pero no es estrictamente necesario. Empieza comiendo pequeñas cantidades de verduras fermentadas para ver cómo te sientan y aumenta las cantidades mientras crece tu gusto y tu tolerancia hacia ellas.

Lo que necesitas:
- Las verduras de tu elección, picadas o cortadas en pedazos más pequeños; algunas buenas opciones son col, ejotes, calabacitas, coliflor, zanahorias rebanadas y, por supuesto, pepinos
- Jarrones para conserva, de vidrio, grandes, esterilizados, con bocas anchas y tapas, los suficientes para guardar las verduras que quieras cultivar
- Agua filtrada
- Sal de mar, aproximadamente 3 cucharadas por cada 5 libras de verduras
- Opcional: granos de kéfir o un fermento base liofilizado

Paso a paso:
1) Pon las verduras y la sal en un tazón grande y muévelas para que se empapen. Agrega el fermento base, si lo utilizas, y revuelve.
2) Acomoda las verduras en un frasco para conservas, dejando 2 pulgadas de espacio para la tapa.

3) Agrega agua filtrada, la suficiente para casi cubrir las verduras. Tapa el frasco y déjalo a la vista, a temperatura ambiente, entre tres y diez días. Pruébalo periódicamente con una cuchara limpia; cuando el líquido sepa agrio, tus verduras cultivadas estarán listas. Entre más tiempo se fermenten, más agrias sabrán, así que pruébalas para saber el nivel de acidez que prefieres.

4) Cuando estén listas, guarda el frasco en el refrigerador. Las verduras deben durar hasta cuatro o seis semanas; y seguirán fermentándose lentamente en el refrigerador.

Disfruta tus verduras fermentadas con cualquier comida, simples o tibias, o como parte de una ensalada.

BAÑO DESINTOXICANTE CON TÉ DE *PAU D'ARCO*

La corteza de *pau d'arco* no sólo es muy buena para preparar té, sino que puede utilizarse para baños desintoxicantes. Al usarlo externamente, el *pau d'arco* es un fungicida potente, inhibe el crecimiento de candida y sana la piel. Sin embargo, el baño desintoxicante también es una buena forma de calentar el cuerpo, incrementando la circulación en esas difíciles áreas gordas. También es relajante y tranquilizador, lo cual reduce el estrés y promueve un ambiente saludable en el cuerpo. Dado que tu piel es el órgano de eliminación más grande, este tratamiento ayuda a sacar toxinas y a incrementar la circulación en todo el sistema, lo que en su turno sana la membrana mucosa. Recuerda comprar tu té de *pau d'arco* de una fuente confiable.

Lo que necesitas:
- Corteza suelta de *pau d'arco*
- Una bolsa de té de tela o una bola de metal para té

Paso a paso:
1) Pon la corteza en la bolsa de té o en la bola para té.
2) Cuelga la bolsa o la bola bajo la llave y llena la tina con agua tibia a caliente.
3) Quédate en la bañera hasta por una hora.

ACEITES ESENCIALES

Los aceites esenciales son líquidos concentrados hechos con compuestos aromáticos de plantas. Los mejores aceites esenciales son típicamente destilados al vapor y 100% puros. Los aceites esenciales que me gustan para la quema-D incluyen orégano, nuez moscada, menta, cardamomo y clavo. Éstos tienen diversos efectos. Por ejemplo, el aceite de orégano tiene efectos expectorantes en los pulmones y también promueve la secreción de enzimas digestivas, incluso cuando se utiliza tópicamente. La nuez moscada posee propiedades que desinflan el gas y calman la indigestión. El aceite de menta relaja el tracto digestivo, y el cardamomo impulsa la producción saludable de bilis. El aceite de clavo tiene un efecto calmante en los pulmones y es un remedio natural para la bronquitis y la sinusitis. También es un remedio para el hipo, las náuseas y el gas. Asimismo, los aceites esenciales son simplemente relajantes y placenteros y evocan la calma y un sentimiento positivo, lo cual promueve una curación en el cuerpo que beneficiará a la membrana mucosa. La mejor manera de promover la cura es crear un ambiente saludable en el cuerpo, y los aceites esenciales son una forma de ayudar a hacerlo. Añade algunas gotas de cualquiera o de varios de estos aceites a un baño relajante. Puedes usarlos también para realizar un automasaje estratégico en la quema-D que se enfoque en tu abdomen, ayude a relajar y también a activar e incrementar la circulación de las áreas gordas.

Lo que necesitas:
- Aceites esenciales de orégano, nuez moscada, menta, cardamomo y/o clavo
- Aceite de coco crudo, prensado en frío, o un aceite 100% natural para masaje

Paso a paso:
1) Añade algunas gotas de aceite esencial (o una combinación, por ejemplo, de orégano, nuez moscada y menta) a una cucharada pequeña de aceite de coco o a lo que quepa en tu mano de aceite para masaje, y mézclalos con tus manos o en un tazón pequeño.
2) Masajea esta mezcla en tu abdomen o en tu torso, donde estés juntando esa gruesa y dura grasa amarilla.

ESENCIAS FLORALES

Más que ningún otro refuerzo de éxito, las esencias florales se enfocan en los componentes emocionales de la curación. Cuando necesitas la quema-D, tiendes a estar atascado. Puedes tener problemas con pereza, con indecisión o con una habilidad para empezar algo, y también puedes sentirte terco y atascado en tu forma de ser. Mis dos esencias florales favoritas para atacar esto son el brote de castaño, que es bueno para la pereza y la indecisión, y la agrimonia. Me gusta especialmente la agrimonia porque te desatasca cuando parece que no puedes salir de un punto de tensión emocional. Reventará tus emociones como un globo. Esto puede ser útil cuando te sientes reactivo o enojado sin motivo, o simplemente cuando no puedes salir de un estado mental negativo; pero cuidado: utilízala en casa cuando estés listo para desatascarte emocionalmente y tengas una caja de pañuelos desechables contigo. Todo va a salir a borbotones, cariño, y luego todo estará bien.

Lo que necesitas:

- Remedios florales (remedio de flores de Bach) de brote de castaño o agrimonia

Paso a paso:

Hay muchas formas de usar remedios florales. Puedes tomar diez gotas bajo la lengua o mezclarlas con una pequeña cantidad de agua y tomarla a cucharadas o en un vaso pequeño. Puedes untarlas en tus puntos de pulso, como perfume, o puedes ponerlas en una botella rociadora con agua de manantial y esparcirla sobre tu piel. También puedes mezclar 20 gotas en 60 mililitros de crema natural para la piel, sin aroma. Pruébalas, tócalas, huélelas y te ayudarán.

MEDITACIÓN

La meditación es genial para todo, pero diferentes clases sirven para distintos problemas. Para la quema-D me gusta la meditación con mantras. La vibración de repetir el mantra es físicamente relajante para los pulmones, e incluso para el tracto digestivo, pero aún más importante: crea un ambiente enfocado, de calma, que es un gran conductor de la curación. Esto ayuda al cuerpo a restaurarse y a reparar los problemas digestivos y respiratorios, así como a liberar mejor las toxinas de la grasa amarilla que estás quemando en la quema-D.

Lo que necesitas:

- Nada más que un lugar tranquilo dónde sentarte cómodamente y que tu canto no moleste a otros o te haga sentir cohibido
- Opcional: un buen cojín cómodo para meditación o un banco para meditar
- Opcional: una aplicación para tu teléfono que tome el tiempo de tu meditación y haga sonar campanas relajantes o gongs para avisarte cuándo empezar y cuándo terminar (busca "aplicaciones para meditar")

Paso a paso:

1) Siéntate tranquilamente con la espalda recta. No te recargues en nada a menos que debas hacerlo para estar cómodo. Cruza tus piernas, dóblalas debajo de ti o siéntate en una silla con ambas plantas de los pies sobre el suelo.

2) Respira tranquilamente algunas veces. Ahora, quiero que pienses en una palabra que te haga sentir tranquilo. Puede ser cualquier palabra que gustes. Si te agrada el yoga, quizá elijas *Om*, una sílaba hindú mística que, se dice, imita el sonido de la vibración del universo. Si eso es demasiado esotérico o sólo no es para ti, piensa en otra cosa. Algunas sugerencias: *amor, paz, calma, suave, bueno, claro, fuerte, sano, vida.*

3) En una forma firme y tranquila, repite la palabra con un ritmo lento, sosteniendo la vocal durante 5 segundos con cada repetición. Cuando distracciones y pensamientos no relacionados entren en tu mente (que lo harán), gentilmente déjalos de lado y vuelve a tu palabra. Enfócate en su sonido y en cómo se siente tu cuerpo mientras la dices.

4) Continúa durante 5 minutos la primera vez, y gradualmente, minuto a minuto, llega a 15 o 20 minutos de meditación cada sesión.

5) Puedes hacerlo una vez durante la quema-D, o diario (recuerda, siempre puedes elegir más de un refuerzo de éxito al día). Idealmente, conservarás tu hábito de meditar después de terminar con la quema-D. Los mejores resultados vienen de meditar durante 15 o 20 minutos dos veces al día, una en la mañana y una en la noche, pero incluso una vez al día tendrá un gran impacto en tu función cerebral y en tu manejo del estrés (lo que a su vez beneficia todo lo

demás que intentas hacer en tu vida, como trabajar eficientemente, mantener mejores relaciones, perder peso o cualquier cosa por la que estés pasando).

ACEITE DE NIM

El aceite de nim ha sido utilizado en la India para elaborar cosméticos y medicinas durante seis mil años. Hecho de nueces del árbol de nim, el aceite inhibe el crecimiento de bacterias, hongos, parásitos y virus. También es un antiséptico potente que repele las mordeduras de insectos transmisores de enfermedades, como los mosquitos y las garrapatas. Sana y aumenta la circulación de la piel. Me gusta el aceite de nim para la quema-D por ser tan terapéutico y relajante para la piel. Esto ayuda a que la piel trabaje mejor como un órgano desintoxicante. Dado que mucho de lo que hacemos en la quema-D está diseñado con el fin de calentar el cuerpo para penetrar y emulsionar la grasa, tener una piel fuerte y funcional, con buen flujo sanguíneo, ayuda a deshacernos de todo lo que estás sudando.

Lo que necesitas:
- Aceite de nim. Es naturalmente semisólido; está bien si encuentras aceite de nim mezclado con otro aceite. De hecho, lo vuelve más fácil de verter.

Paso a paso:
Añade 20 o 25 gotas de aceite de nim a una cucharada, más o menos, de algún aceite base (como aceite de coco, aceite de semilla de uva, aceite de ajonjolí) o de loción. Frótalo en tu área pélvica y por todo tu estómago.

ENJUAGUE BUCAL CON ACEITE

El enjuague bucal con aceite es un tratamiento ayurvédico antiguo que desintoxica la boca y las encías. Conservar una salud bucal es una de las formas más importantes para prevenir enfermedades que puedan esparcirse rápidamente en el cuerpo a través del sistema circulatorio. El enjuague bucal con aceite también estimula las enzimas digestivas mientras saca toxinas del cuerpo a través de la boca. La boca es la entrada a la digestión, y la digestión empieza aquí. El enjuague bucal con aceite ayudará a mantener esta área limpia y saludable.

Lo que necesitas:
- 1 o 2 cucharaditas de aceite crudo, prensado en frío, como coco, ajonjolí o girasol, de preferencia orgánicos

Paso a paso:
1) Pon el aceite en tu boca.
2) Muévelo en tu boca alrededor de 20 minutos.
3) Escupe el aceite; no te lo tragues porque contiene bacterias de tus dientes que queremos desechar.
4) Enjuaga tu boca con agua tibia. Algunas personas usan agua con sal para hacerlo, ya que limpia el aceite con más efectividad. Puedes probarlo, pero creo que el agua normal funciona también.
5) Cepíllate como acostumbras.

EXTRACTO DE HOJAS DE OLIVO

Hecho de hojas de olivo, este extracto contiene oleuropeína, un polifenol poderoso con propiedades antiinflamatorias que estimulan el sistema inmunológico y reducen la inflamación abdominal y el gas. El extracto de hojas de olivo también trata síntomas de resfriado, neumonía y fatiga crónica, así como infecciones gastrointestinales. Me gusta especialmente porque facilita el flujo de sangre a través del sistema circulatorio, lo que ayuda a incinerar grasa.

Lo que necesitas:
- Extracto de hojas de olivo en cápsulas estandarizadas a 10 o 15% de oleuropeína, o en dosis de 500 o 700 miligramos

Paso a paso:
Toma una cápsula con un vaso completo de agua dos veces al día o durante la comida, o de acuerdo con las indicaciones del paquete.

REFLEXOLOGÍA

La reflexología es una técnica curativa que opera bajo el principio de que ciertas áreas en los pies corresponden energéticamente a cada órgano principal y sistema del cuerpo. Masajear y aplicar presión en el área correcta del pie ayudará a estimular, activar y sanar esa área del cuerpo. Para la quema-D recomiendo frotar y masajear los puntos relacionados con los pulmones, el pecho y el intestino grueso. Ve el siguiente diagrama. Si usas aceites esenciales en la quema-D en tu masaje de pies de reflexología, incluso tendrás más impulso para tu refuerzo.

Lo que necesitas:
- Un lugar tranquilo y un par de manos desocupadas (o un reflexólogo, ¡o un amigo dispuesto a frotar tus pies!)

Paso a paso:
1) Siéntate en una posición relajada. Quítate los zapatos y los calcetines. Toma tu pie en tus manos.

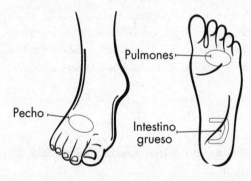

2) Para estimular y activar tu sistema respiratorio, frota tu pulgar gentil pero firmemente sobre la parte de arriba de tu pie, debajo de tus dedos, como se indica en el diagrama.
3) Voltea tu pie para que puedas ver la planta. Para estimular los pulmones, presiona y frota justo debajo de tus dedos, como se indica en el diagrama.
4) Para estimular y activar el intestino grueso, presiona y pasa tu dedo en una C invertida desde el centro de tu pie hacia el borde exterior, hacia abajo y transversalmente otra vez, como se indica en el diagrama.
5) Repítelo en el otro pie.

REMOJAR NUECES, SEMILLAS, GRANOS Y LEGUMINOSAS
Las nueces y las semillas son una fuente deliciosa y fácil de proteína, pero también contienen antinutrientes que inhiben su digestión apropiada.

Los granos y las leguminosas también contienen algunos de estos anti-nutrientes. Todos ellos deben prevenir que una semilla germine prematuramente, pero pueden tener un efecto digestivo desagradable en el cuerpo humano. Al remojar las nueces, las semillas, los granos y las leguminosas antes de comerlas esencialmente estás iniciando el proceso de germinación, incluso si no produce un germinado visible. Esto reduce los inhibidores de enzimas que vuelven difíciles a estos alimentos para el sistema digestivo. Esto también aumenta el contenido enzimático. Esencialmente estás convirtiendo estas semillas en pequeños manojos de energía potencial de las plantas, llenos de enzimas que necesitan para crecer y que tú necesitas digerir. Si no puedes encontrar nueces, semillas, granos y leguminosas germinadas, remojarlas es fácil; recomiendo que todos lo hagan cuando puedan, pero es importante en la quema-D, cuando estamos puliendo y facilitando la digestión: Nota: a menos que planees deshidratar o congelar lo que remojes, sólo prepara suficiente para la receta que vayas a preparar al día siguiente. La comida remojada no se conserva bien.

Lo que necesitas:

- Nueces, semillas, granos o leguminosas que planees comer y/o usar en una receta
- Sal de mar
- Agua filtrada; la suficiente para cubrir tus nueces/semillas/granos/leguminosas con una pulgada de más
- Opcional: horno o deshidratador

Paso a paso:
1) Pon las nueces, las semillas, los granos o las leguminosas en un frasco de vidrio o en un tazón de vidrio. Añade alrededor de una cucharadita de sal de mar. Cubre ligeramente el frasco o coloca un plato extendido encima del tazón. Ponlo a temperatura ambiente, en un lugar donde no te estorbe y déjalo reposar entre 4 y 24 horas. Me gusta dejar las cosas remojándose en la noche. La siguiente noche ya están listas para secarse o usarse en una receta.
2) Después de 4 o 24 horas, cuélalas y enjuágalas en un colador. Cómelas o úsalas.

Nota sobre nueces y semillas en particular: las nueces y las semillas remojadas estarán más blandas de lo normal. Es posible que
esto te guste o que prefieras secar nueces y semillas en un deshidratador o en un horno a baja temperatura hasta que queden crujientes. También puedes guardarlas en porciones para un refrigerio
o una receta en el congelador. Espárcelas sobre toallas de papel
para que se sequen, congélalas o deshidrátalas en no más de 24
horas. Para deshidratarlas en el horno, marca la temperatura más
baja (170°F o menor). Esparce las nueces, las semillas, los granos
o las leguminosas en una charola para hornear, con borde. Muévelas cada hora, más o menos, hasta que las nueces estén crujientes
(dependiendo de las condiciones del aire y del calor de tu horno,
esto puede tomar entre 4 y 12 horas). Retíralas cuando estén tan
crujientes como desees.

REFUERZO DE SUPLEMENTOS PARA LA QUEMA-D

Los suplementos perfectos para impulsar tu esfuerzo en la quema-D se
enfocan en tu digestión, en repoblar tu intestino con bacterias benéficas
y en dar a tu cuerpo un refuerzo digestivo con enzimas digestivas. De
nuevo, éste es un refuerzo opcional. Dado que yo sé lo que contienen
mis suplementos, me siento cómoda recomendándolos, pero también
puedes comprarlos de una fuente confiable que tengas. Éstos son los suplementos que recomiendo para la quema-D (puedes encontrarlos en
shophayliepomroy.com):

- Multimetabolismo: mezcla estratégica de minerales y multivitaminas
- Enzima digestiva del metabolismo: desata micronutrientes de tus
  alimentos
- Metabolismo pro-biótico: promueve la flora intestinal saludable

REFUERZOS INTENSOS

SAUNA SECA
Las saunas fueron desarrolladas por los antiguos escandinavos para promover la relajación y el bienestar en un clima severo, pero muchas culturas

tienen costumbres que involucran sudar para la desintoxicación. Sudar es una de las mejores y más fáciles formas para eliminar toxinas guardadas en el cuerpo. Se ha mostrado que el uso de la sauna ayuda a mitigar muchas enfermedades, como dolor crónico, artritis reumatoide y síndrome de fatiga crónica. También facilita la recuperación después de dar a luz, resfriados y gripe. La sauna promueve la desintoxicación al activar los monocitos del cuerpo, un tipo de glóbulos blancos que tienen un papel crucial en reforzar tu inmunidad. Por la falta de humedad (la única humedad en una sauna seca ocurre si puedes verter agua sobre las piedras calientes, lo que no es necesario ni siempre posible, digamos en un *spa*), las saunas secas también son más vasodilatadoras que las saunas infrarrojas. El calor es más intenso, lo que ayuda a encender y a penetrar la grasa amarilla gruesa. Aunque muchas personas colocan saunas secas en sus casas, por lo general están disponibles en un gimnasio o un spa, o en centros recreativos locales y en centros comunitarios, cerca de la alberca. También puedes encontrarlas en hoteles cuando viajes.

Lo que necesitas:
- Acceso a una sauna seca
- Toallas
- Mucha agua para hidratarte

Paso a paso:
1) Siéntate en la sauna entre 8 y 15 minutos. Bebe suficiente agua antes, durante y después.
2) Sal de la sauna, descansa durante unos minutos y después entra lentamente en una regadera o alberca fría.
3) Regresa a la sauna y repite el ciclo cuantas veces quieras y sientas que puedes hacerlo.
4) Deja la sauna si te sientes mal o mareado. Cuando te acostumbres, puedes permanecer en la sauna hasta 20 minutos cada vez.

MASAJE CON PIEDRAS CALIENTES
El masaje con piedras calientes es otra forma de terapia con calor perfecta para la quema-D porque el calor penetra en la piel, activándola, y en la grasa difícil, ayudando a licuarla para eliminarla por medio del sistema digestivo. El terapeuta coloca piedras calientes en el cuerpo antes

del masaje, lo que también mejora el masaje y, más adelante, da pie a un efecto desintoxicante mayor.

Lo que necesitas:
- Un masajista con entrenamiento y equipo para masaje con piedras calientes

Paso a paso:
Te acostarás en una cama de masaje y el terapeuta te pondrá piedras calientes en la espalda, en áreas específicas. Se siente de maravilla si el terapeuta es bueno en este tipo de masaje. Asegúrate de protestar si las piedras se sienten demasiado calientes para tu tolerancia personal.

TOMAS DE PASTO DE TRIGO

La clorofila no es sólo para las plantas. Los humanos también podemos beneficiarnos de ella enormemente, y el pasto de trigo fresco es la mejor fuente para esta curación vegetal potente. La clorofila es antiséptica, antibacteriana y antiinflamatoria, y desintoxica el hígado, regula el azúcar en la sangre y mejora la sensación de bienestar. También es un sistema potente de liberación de enzimas, que mejora la habilidad de tu cuerpo para digerir mejor la comida que ingieres. Además de estar lleno de clorofila, el pasto de trigo también tiene altos niveles de proteína, vitamina E, magnesio, fósforo y muchos otros nutrientes esenciales. Un estudio del Centro Oncológico Conmemorativo Sloan Kettering encontró resultados positivos del uso del pasto de trigo para tratar la colitis ulcerante.

Algunas personas no pueden aguantar el fuerte sabor de las tomas de pasto de trigo e incluso a algunas les provoca dolor de estómago. Si éste es tu caso, no hay necesidad de escoger esto, pero si puedes con ello, los beneficios son inmensos. Algunas personas añaden una toma de pasto de trigo a un jugo fresco, para hacerlo más fácil de tomar, y es también una buena forma de obtener esa clorofila. Si eres intolerante al gluten, no temas: el pasto de trigo no ha desarrollado los problemas que causan las proteínas del trigo. Algunas personas muy sensibles, como las que padecen enfermedad celiaca severa, deberían evitar el pasto de trigo para estar seguros.

Lo que necesitas:

- Una tienda naturista o un gimnasio que venda tomas de pasto de trigo, o tu propio pasto de trigo y un extractor de jugos (es más fácil comprarlas; algunas tiendas las venden congeladas en porciones de 60 y 120 mililitros)

Paso a paso:

El pasto de trigo puede ser amargo o intensamente grasoso, y a algunas personas les disgusta el sabor. ¡Por eso las llamamos tomas! Vierte 60 mililitros en un caballito y ¡adentro! Sentirás una ligera sacudida, pero tendrás una tonelada de beneficios para tu salud.

REFUERZOS DE ÉXITO DE LA QUEMA-H

Los refuerzos de éxito de la quema-H están diseñados para causar uno o más de los siguientes efectos:

- Atender el desequilibrio o la disfunción de la pituitaria, la tiroides y las glándulas del hipotálamo, así como el hígado
- Estimular la desintoxicación del cuerpo, especialmente de toxinas que afectan las hormonas, como metales pesados y residuos plásticos, así como químicos en el ambiente
- Trabajar en el cuerpo como un antiviral
- Incinerar grasa blanca difícil, inducida por hormonas
- Salir del atasco más difícil en la pérdida de peso
- Equilibrar las hormonas

REFUERZOS DE EJERCICIO

PROGRAMA DE EJERCICIOS DE LA QUEMA-H

Mientras que el ejercicio puede ser cuestión de un día para los otros planes, en la quema-H es diferente. Cuando practiques ejercicio quiero que hagas un *programa de ejercicios* de la quema-H. Haz cada uno de estos ejercicios de quema-H en tres días consecutivos. Recuerda, si haces uno, *debes* hacer los demás porque en la quema-H estamos trabajando duro para reestablecer el ritmo del cuerpo que se perdió por el desequilibrio hormonal. Completar un ciclo de ejercicios de forma predecible no sólo sirve para ayudar a reestablecer el ritmo del cuerpo, sino que es la forma más efectiva para mover las cosas de lugar y empezar la quema de esa grasa blanca. Si haces este ciclo dos veces o incluso tres durante la quema-H, mejor. Recuerda, siempre puedes hacer más de un refuerzo de éxito, y recomiendo altamente este ciclo entre los que elijas. Así es como funciona el programa:

- Día 1: 30 minutos de cardio
- Día 2: 20 minutos de entrenamiento de fuerza
- Día 3: 30 a 60 minutos de yoga (u otro ejercicio para reducir el estrés)

Por ejemplo, puedes hacer cardio el lunes, entrenamiento de fuerza el martes y yoga el miércoles. Toma un día libre y luego hazlos de nuevo si gustas, viernes, sábado y domingo. No necesitas un día libre para empezar una tercera ronda, lunes, martes y miércoles. Y listo, ¡tus diez días se terminaron! A continuación hay instrucciones específicas para cada ejercicio.

CARDIO
El cardio inicia el programa de quema-H porque aumentar la circulación ayuda a que las hormonas en exceso se salgan del sistema. También tiene un efecto termogénico en la grasa blanca y ayuda a regular la producción y la recepción de hormonas. Haz cualquier actividad que te guste, que acelere tu corazón y que te haga sudar: una clase de aerobics, caminar rápidamente o trotar, andar en bicicleta, practicar excursionismo o sólo corretear a tus hijos.

Lo que necesitas:
- Calzado deportivo con soporte

Paso a paso:
1) Haz 30 minutos de tu cardio favorito. Debe ser agradable y divertido para que no te cause más estrés.
2) No olvides seguir con el entrenamiento de fuerza al día siguiente, y yoga al otro.

ENTRENAMIENTO DE FUERZA

La mezcla de actividades de resistencia, como sentadillas, levantar peso muerto y otros ejercicios de levantamiento de pesas, aumentan la producción de hormonas que hacen que tus células usen la glucosa más eficientemente. Estas respuestas hormonales le dan a tu cuerpo la energía para quemar grasa, mejorar el crecimiento de músculo y establecer un ritmo natural. Para mejores resultados, haz una variedad de levantamiento de pesas para la parte superior e inferior de tu cuerpo usando tu propio peso, al igual que equipos de pesas o mancuernas. ¿No estás seguro de cómo usar esos aparatos? Muchos gimnasios tienen entrenadores personales que puedes contratar para una sesión. O intenta con un DVD de ejercicios que te muestre cómo ejercitarte en casa. Para la quema-H (y por seguridad, si haces ejercicio sin supervisión), concéntrate en poco peso y en muchas repeticiones. Tendrá los efectos hormonales benéficos más potentes. No levante pesas tan pesadas que llegues a un punto en que no puedas levantarlas y estés exhausto. Esto aumenta el estrés. Y en la quema-H lo que queremos es reducir el estrés, no empeorarlo.

Lo que necesitas:
- Acceso a mancuernas o equipos de pesas en casa o en un gimnasio
- Un levantador experimentado o un entrenador personal (si no tienes experiencia con entrenamientos de fuerza o si necesitas un observador), o un DVD que te muestre qué hacer para un entrenamiento completo

Paso a paso:
1) Usa una combinación de mancuernas, pesas rusas, barras y equipos de pesas para hacer ejercicios conjuntos, como levantamientos sobre la cabeza, sentadillas y flexiones de bíceps.
2) Levanta durante 20 minutos sin parar más de 1 minuto entre cada ejercicio.
3) ¡No olvides hacer yoga al día siguiente!

YOGA U OTRA TÉCNICA PARA REDUCIR EL ESTRÉS

La quema-H es un tiempo para hacer yoga relajante y suave o cualquier otro ejercicio que te calme. Esto puede incluir estiramientos ligeros por tu cuenta o una caminata tranquila o cualquier otra clase de ejercicio ligero, programa, DVD u otra cosa que te obligue a que te muevas pero que te haga sentir en calma, en lugar de acelerado. Si asienta el cuerpo y la mente, entonces es bueno para la quema-H. Me gusta el yoga en particular porque es útil para la regulación hormonal y el ritmo del cuerpo. El yoga ayuda a revertir la tendencia natural del cuerpo de guardar grasa bajo estrés, creando así una producción excesiva de hormonas. El yoga también ayuda al hígado, a la vesícula biliar y a la tiroides a trabajar mejor, no más duro; pero, nuevamente, no tiene que ser yoga, sólo algo que encuentres relajante.

Prueba kripalu, iyengar u otro tipo de yoga que se enfoque en la relajación y los estiramientos suaves en lugar de en el fortalecimiento, en el calor intenso o en mucha acción. Ya sea que hagas yoga en casa con un libro, un DVD o en estilo libre, o si tomas una clase de yoga tendrás grandes beneficios para la quema-H.

Lo que necesitas:
- Ropa cómoda
- Un tapete de yoga (también llamado tapete adherente)
- Un libro de yoga, un DVD o una clase

Paso a paso:
Es mejor aprender yoga primero de un maestro calificado que pueda asegurarse de que estás haciendo los movimientos correctamente y que pueda darte consejos sobre cualquier cuestión médica. Después de haber recibido una introducción de lo básico, en verdad puedes disfrutar una clase regular o elegir trabajar con un DVD o con un libro de yoga. Intenta sesiones de 30 a 60 minutos. Si cualquier postura te duele, deja de hacerla inmediatamente y discute tu forma con tu maestro. Las siguientes posturas de yoga son buenas para ti en la quema-H:

- Perro mirando hacia abajo
- Postura sobre los hombros
- Todas las posturas sentadas
- Todas las posturas acostadas
- Todas las inversiones

REFUERZO DEL LICUADO DE QUEMA-H

UN HUEVO ORGÁNICO CRUDO

Los huevos crudos son una planta eléctrica nutricional, y no son sólo para el rompope. Las yemas de huevo contienen grasas saludables, una tonelada de vitaminas esenciales solubles en grasa y colesterol bueno, el cual ayuda con la producción de hormonas. Las yemas también tienen lecitina, un micronutriente responsable por el metabolismo de las hormonas; también mejora la salud de nuestro hígado, piel y cerebro. Me gusta este refuerzo de éxito para los hombres con problemas en la producción o la absorción de testosterona. Si te preocupa la salmonela, debes saber que a la mayoría de la gente sana no le hace daño un huevo crudo ocasional, pero sí te aliento a comprar tipo orgánico y de una fuente local si es posible. Esto reducirá la posibilidad de un contagio. ¿Y si un huevo crudo simplemente te pone nervioso? Sólo escoge otro refuerzo de éxito. Ningún refuerzo en específico es obligatorio.

Lo que necesitas:
- 1 huevo orgánico crudo

Paso a paso:
Añade 1 huevo a tu licuado de la mañana. Lícualo bien.

REFUERZO DEL TÉ DE QUEMA-H

TÉ ESSIAC

Essiac es una mezcla de hierbas utilizada para preparar una tisana herbal. Tradicionalmente contiene raíz de ruibarbo, raíz de bardana, acederilla y corteza de olmo rojo, pero algunas fórmulas han añadido elementos tradicionales, como algas kelp, clavo rojo, berros y cardo bendito. Cada componente de un té Essiac tradicional tiene propiedades desintoxicantes. La raíz de bardana es antiinflamatoria y purifica la sangre, ayuda a la digestión y rejuvenece el hígado. La raíz de ruibarbo, usada durante miles de años en la medicina china, es laxante. La acederilla tiene propiedades antibacterianas, antivirales y antiinflamatorias; reduce la presión arterial e incrementa el metabolismo. La corteza de olmo rojo facilita la producción de mucosa, lo que puede ayudar con la desintoxicación. La combinación de estas hierbas también ayuda a licuar la grasa densa y dura del cuerpo. Asimismo, puedes notar que algunos de estos elementos tienen beneficios en los que nos enfocamos más en la quema-I y en la quema-D. Esto es intencional en este té. Me gusta para la quema-H porque tiene un espectro muy amplio de efectos dinámicos medicinales. Esto ayuda a equilibrar todos los sistemas del cuerpo, que es como atendemos la disfunción hormonal que existe. Arregla y equilibra el sistema, establece un ritmo y las hormonas lo seguirán.

Lo que necesitas:
- Bolsas de té Essiac o té suelto
- Una bola de té o cualquier otro artículo para preparar té suelto si no utilizas la bolsa de té
- Té de quema-H recalentado, o agua caliente

Paso a paso:
1) Añade una bolsa de té Essiac a tu té de quema-H recalentado. O si prefieres beberlo por separado, agrégalo a agua caliente.
2) Déjalo asentarse durante 2 o 3 minutos.

REFUERZO DE LA SOPA DE QUEMA-H

CAMOTES BLANCOS

Los camotes blancos contienen fitonutrientes que ayudan a estabilizar y a equilibrar las hormonas. Para las mujeres, consumir camote blanco consistentemente mejora los niveles de colesterol y de hormonas del cuerpo. En algunas partes los camotes amarillos a veces se confunden con camotes blancos. Pregunta a tu vendedor para asegurarte de que compres realmente camotes blancos, ricos en vitaminas C, B6 y potasio. Ciertos tipos de camotes contienen un compuesto que imita el estrógeno. Éstos son benéficos cuando tienes problemas hormonales porque la progesterona puede bloquear la acción del estrógeno excesivo, ayudándote a restaurar el equilibrio.

> **Nota:** Para añadir camote blanco a tu sopa, necesitas hacerlo cuando la prepares antes de iniciar la quema-H, así que si eliges este refuerzo de éxito, necesitas comprarlo antes de preparar la sopa.

Lo que necesitas:
- 1 camote blanco pelado y cortado en trozos pequeños

Paso a paso:
Añade los trozos de camote a tu sopa de quema-H junto con los otros tubérculos cuando la prepares inicialmente.

REFUERZOS FÁCILES

RESPIRACIÓN ALTERNA DE FOSAS NASALES

La respiración alterna de fosas nasales ayuda a compensar el hecho de que la mayoría de nosotros involuntariamente favorecemos una fosa nasal sobre la otra cuando respiramos. Esta práctica ayuda a restaurar el equilibrio de la respiración, lo que a su vez equilibra el cuerpo. Es una práctica ideal para contrarrestar el desequilibrio hormonal porque el balance de cualquier sistema ayuda a restaurar el equilibrio de todos los sistemas. Por esta razón, la respiración alterna de fosas nasales también ayuda a restaurar el equilibrio de las emociones, así que es un refuerzo de éxito ideal para cuando nos sentimos sujetos a cambios de ánimo o extremos emocionales.

Lo que necesitas:
- Por lo menos tres dedos y una nariz

Paso a paso:
1) Sentado en una posición cómoda, con las piernas cruzadas, o en una silla, con la espalda recta, descansa tu índice derecho en el centro de tu frente. Respira normalmente algunas veces y relájate.
2) Cierra tu fosa nasal derecha con tu pulgar.
3) Inhala lentamente a través de tu fosa izquierda.
4) Suelta tu fosa nasal derecha y cierra tu fosa izquierda con tu anular.

5) Exhala lentamente a través de tu fosa derecha. Ahora inhala a través de tu fosa derecha lentamente.

6) Cierra tu fosa nasal derecha y suelta tu fosa izquierda. Ahora exhala a través de tu fosa izquierda.

7) Repite los pasos de 2 a 6 veces.

8) Respira normalmente algunas veces. Luego continúa con tu día, equilibrado y relajado.

9) Cuando estés cómodo con una práctica regular de respiración alterna de fosas nasales, puedes intentar una técnica más avanzada. Intenta aguantar la respiración durante 3 o 5 segundos mientras cambias de fosa nasal antes de inhalar y después de exhalar. Para hacer algo todavía más avanzado, aguanta la respiración sólo después de inhalar, para un efecto energizante. Aguántala sólo después de exhalar para un efecto relajante.

PIMIENTA NEGRA

La pimienta negra es una especia caliente que ayuda a incrementar tu calor interno y a emulsionar la grasa blanca. Especialmente cuando se combina con una dieta rica en cúrcuma (la cual consumes diariamente en tu té de quema-H), se ha visto que la pimienta negra ayuda a liberar al cuerpo de hormonas de desecho sin uso, especialmente las guardadas en la grasa. Añádela a tu comida libremente. Es una adición especial a tu sopa de quema-H. La pimienta negra es muy potente si la mueles tú mismo, así que consigue los granos de pimienta y un buen molino y mantenlo cerca cuando cocines.

Lo que necesitas:
- Granos de pimienta negra
- Molino de pimienta

Paso a paso:
Muele la pimienta sobre cualquier alimento salado. Úsala libremente de acuerdo con tus preferencias de gusto.

ALGA *CHLORELLA*

La *chlorella* es un alga de agua dulce. ¿Por qué querrías comer algas? Porque están llenas de cosas fabulosas, como proteína, grasas buenas, anti-

oxidantes, clorofila, vitaminas y minerales. También es un desintoxicante potente, especialmente de metales pesados. Los agarra y los saca por la
puerta de atrás. Me encanta el alga *chlorella* para la quema-H porque sus
grasas buenas, su alto contenido nutricional y sus mecanismos dexin-
toxicantes ayudan a regular y a nutrir el sistema hormonal.

Lo que necesitas:
- Tabletas o cápsulas de alga chlorella

Paso a paso:
La dosis recomendada es 500 miligramos de alga *chlorella* cada mañana.
Si sientes un poco de náuseas cuando la tomas, empieza con 250 miligra-
mos y acostumbra a tu cuerpo poco a poco hasta alcanzar la dosis ideal.

CEPILLAR LA PIEL SECA
El cepillado de piel seca es una forma maravillosa de reducir la inflamación e impulsar la eliminación de toxinas a través de los sistemas circulatorio y linfático. Es bueno para ti en cualquier momento, incluyendo
en otros planes de *Quémalo*, pero me gusta para la quema-H porque
agiliza la desintoxicación. Cuando empieces a quemar grasa provocada
por hormonas rápidamente, liberarás una gran cantidad de toxinas solubles en grasas que saldrán como puedan. Al tomar ventaja de que la piel
es el órgano desintoxicante más grande del cuerpo y ayudarla es una buena forma de mejorar este proceso, el cepillado de piel seca es la mejor
manera de impulsar la desintoxicación a través de la piel. Esto quita un
poco de la carga del hígado. El cepillado de la piel seca también aumenta
el flujo de sangre en la piel, remueve células muertas y estimula el sistema nervioso, así como la producción de colágeno y elastina. Esto ayuda
a aumentar el volumen y la circulación de las células epiteliales para que
la piel seca y arrugada que puedes tener por causa un desequilibrio hormonal se vea más firme, lisa y joven de nuevo. Haz un hábito de cepi-
llarte en seco antes de bañarte y podrás disfrutar los beneficios mucho
después de terminar tu plan de quema-H.

Lo que necesitas:
- Un cepillo de cerdas naturales que sea duro, pero no demasiado.
  Puedes comprar cepillos diseñados para cepillar la piel seca

Paso a paso:

1) Empezando con tus pies y haciendo movimientos circulares suaves, cepilla tu piel hacia tu corazón.

2) Sigue con tus piernas, arriba y abajo de tu torso, y hacia tus brazos, desde las puntas de los dedos hacia los hombros.

3) Báñate cuando termines.

ACEITES ESENCIALES

Los aceites esenciales que me gustan para la quema-H incluyen salvia, albahaca, ylang-ylang, geranio y franquincienso. Son útiles para el equilibrio. Tienen un rango de beneficios pero también se encargan de muchos problemas de la quema-H. La salvia es buena para la fatiga, la ansiedad, el síndrome premenstrual (SPM) y problemas menopáusicos. La albahaca es buena para la depresión y como un afrodisiaco, si sientes que tu ímpetu sexual necesita un apoyo. El ylang-ylang tiene un aroma agradable que ayuda con los cambios en el estado de ánimo y el nerviosismo. El geranio es rejuvenecedor y un buen remedio para la fatiga, mientras que el franquincienso es relajante y un buen remedio para la ansiedad como una ayuda básica para la meditación. Huélelos conforme los necesites, poniendo una gota en el dorso de tu mano, o úsalos para masajear cualquier área nueva de grasa que no solías tener, como la abdominal y las chaparreras.

Lo que necesitas:

- Aceites esenciales de salvia, albahaca, ylang-ylang, geranio y/o franquincienso
- Aceite de coco crudo, prensado en frío, o un aceite 100% natural para masajes

Paso a paso:

1) Añade algunas gotas de aceite esencial (o una combinación, por ejemplo, de salvia y albahaca, o ylang-ylang y franquincienso) a una cucharada pequeña de aceite de coco o a lo que quepa en tu mano de aceite para masaje, y mézclalos con tus manos o en un tazón pequeño.

2) Masajea esta mezcla en cualquier área donde tengas grasa blanca provocada por hormonas, como alrededor de tu torso; en los costados de tus muslos, cuello, rodillas y cintura, o en cualquier otro punto grumoso atípico. O sólo frótalo en todas partes, enfocándote en todo tu cuerpo mientras lo ayudas a desintoxicarse a través de la piel y te ayuda a sentirte más balanceado.

ESENCIAS FLORALES

Las esencias florales se enfocan en los problemas emocionales, que son importantes para la quema-H cuando tu estado de ánimo se siente completamente fuera de ritmo y extremoso. Muchos remedios florales atienden ánimos extremos, pero los dos que me gustan para la quema-H son aulaga e impaciencia. La aulaga es un gran equilibrista, que te ayuda a encontrar el espacio entre la luz y la oscuridad. Si te sientes inmensamente alegre un momento y desesperadamente depresivo al siguiente, intenta que la aulaga te ayude a encontrar ese punto medio. La impaciencia es buena para la irritabilidad, cuando quieres reventar con alguien o no puedes invocar tu nivel de paciencia usual.

Lo que necesitas:
- Remedios florales (remedios de flores de Bach) de aulaga e impaciencia

Paso a paso:
Hay varias formas de usar remedios florales. Puedes tomar 10 gotas bajo la lengua o mezclarlas con una pequeña cantidad de agua y tomarla a cucharadas o en un vaso pequeño. Puedes aplicarlas sobre tus puntos de pulso como perfume o puedes ponerlas en una botella rociadora con agua de manantial y rociarlas sobre tu piel. También puedes mezclar 20 gotas en 60 mililitros de crema natural para la piel, sin aroma. Pruébalas, tócalas, huélelas y te ayudarán.

COCTEL DESINTOXICANTE DE HORMONAS

Esta pequeña gema es un coctel potente de elementos desintoxicantes, perfecto para la quema-H. Olvídate del jugo de naranja en la mañana y tómate uno de éstos en su lugar para un día verdaderamente mejor. Cada elemento ayuda a sacar toxinas de tu sistema para una producción de hormonas más efectiva y un equilibrio interno.

Lo que necesitas:

- Jugo de ½ limón
- 2 cucharadas de vinagre de coco crudo (un vinagre suave, rico en enzimas, disponible en tiendas naturistas o supermercados bien abastecidos de productos orgánicos, o en internet)
- 1 cucharada de aceite de semilla de uva

Paso a paso:

1) Para preparar una porción, mezcla los ingredientes en un vaso pequeño y revuelve. Bébelo en ayunas.
2) Puedes guardar una ración de coctel suficiente para diez días en un frasco de vidrio en el refrigerador. Para prepararlo, mezcla el jugo de 5 limones, 1¼ tazas de vinagre de coco crudo y ⅔ de taza de aceite de semilla de uva en un frasco. Revuélvelo y refrigéralo. Tu porción matutina es ¼ de taza.

HIDROTERAPIA (TRATAMIENTO DE CALOR Y FRÍO EN LOS PIES)

El poderoso tratamiento de calor y frío en los pies, también conocido como tratamiento del calcetín frío, es una forma simple, aunque un poco extraña, de hidroterapia que estimula la circulación y equilibra el sistema. Cuando te pones calcetines fríos en los pies calientes, tu cuerpo se apurará a corregir esta situación extraña, mandando toda la sangre a tus pies para calentarlos. Esto pone todo tu sistema circulatorio en alerta máxima mientras el cuerpo busca restaurar tu homeostasis interna. Todo se empieza a mover y tu sistema inmune entra para sacar toxinas y recuperar el equilibrio. Te despertarás sintiéndote muy bien, más equilibrado y vigoroso que la noche anterior. Esto también es un tratamiento excelente para los primeros síntomas de un virus, así como uno de mis remedios favoritos para tratar los problemas de sueño hormonales.

Lo que necesitas:

- Un par de calcetines de algodón
- Un par de calcetines de lana
- Una cubeta donde mojar tus pies

Paso a paso:

1) Antes de acostarte, moja un par de calcetines de algodón en agua fría y mételos en el refrigerador.

2) Llena una cubeta con agua tan caliente como la aguantes (pero no tanto que te queme). Acomódate y remoja tus pies en el agua caliente durante 15 minutos.

3) Tan pronto como termines, seca tus pies e inmediatamente ponte los calcetines fríos recién salidos del refrigerador. Cúbrelos con los calcetines gruesos de lana y vete directo a la cama.

Cuando te despiertes en la mañana, tus pies se sentirán tibios y secos, y tú te sentirás de maravilla.

MEDITACIÓN

Cualquier forma de meditación o manejo de estrés es buena para la quema-H, pero me parece que la visualización es muy útil. Cuando estás en la agonía de un desequilibrio hormonal, tu estado de ánimo puede alocarse bastante, tu energía flaquea y puedes empezar a sentirte negativo, incluso deprimido. La visualización es como tomar unas pequeñas vacaciones. En tu mente, vas al lugar donde más quieras estar, y es increíblemente relajado y rejuvenecedor. Esto también ayuda a equilibrar estados de ánimo extremos al evocar una sensación estable y en calma. Cuando caminas por una playa soleada o paseas a través de una pradera floreada o subes por los Alpes, es difícil sentirte irritado o triste. Los estados de ánimo extremos tienden a llevarte a un pensamiento extremo y a patrones mentales negativos: pensamientos negativos y pesimismo. La visualización directa revierte esto al imponer patrones mentales positivos y los efectos pueden medirse: disfrutarás una presión arterial más baja y una respiración más profunda y relajada, y podrás incluso detener la liberación de hormonas de estrés, todo a través del poder de tu imaginación. Así es como lo haces.

Lo que necesitas:

- Nada más que un lugar tranquilo donde sentarte cómodamente
- Opcional: un buen cojín cómodo para meditación o un banco para meditar
- Opcional: una aplicación para tu teléfono que tome el tiempo de tu meditación y haga sonar campanas relajantes o gongs para avisarte cuándo empezar o cuándo terminar (busca "aplicaciones para meditar")

Paso a paso:

1) Siéntate tranquilamente con la espalda recta. No te recargues en nada a menos que debas hacerlo para estar cómodo. Cruza tus piernas, dóblalas debajo de ti o siéntate en una silla con ambas plantas de los pies sobre el suelo. Pon el cronómetro para 5 minutos o más. (Esta meditación es tan agradable que puedes querer empezar con 10 minutos.)

2) Respira tranquilamente algunas veces. Imagina un lugar en el que quieras estar ahora, en este momento. Puede ser un lugar en el que ya hayas estado, como tus vacaciones favoritas o un lugar que recuerdes de tu infancia. O invéntalo: tu playa perfecta, tu bosque perfecto, tu lago perfecto, tu ambiente alpino perfecto.

3) Ahora, inclúyete en la escena. Con tanto detalle como puedas, ve todo lo que está a tu alrededor: el color del cielo, las nubes, el océano, las flores, los árboles, la vista panorámica. O tal vez estás en un jardín secreto, o en una habitación hermosa en una casa increíble. Nota todo. Puebla la escena con las mejores imágenes y belleza posibles.

4) Ahora usa tus otros sentidos. ¿Qué escuchas? ¿El viento en los árboles, el sonido de la marea, música? ¿Qué hueles? ¿Arena, flores, pasto recién cortado? ¿Qué sientes? ¿Pasto suave bajo tus pies, agua lavando tus pies, rocas o tierra u hojas, seda o terciopelo o azulejo? ¿Estás en un baño caliente, un arroyo frío, el costado de una colina, en medio del bosque?

5) ¿Ahora qué haces? Permítete caminar, pasear, mirar o sólo sentarte y contemplar el cielo. Continúa llenándote de tu hermoso lugar hasta que el tiempo se agote. Respira algunas veces y sigue con tu día. ¿No es maravilloso haber estado de vacaciones hace un momento?

TINTURA DE CARDO MARIANO

El cardo mariano no es sólo uno de los mejores remedios naturales para los problemas hepáticos, sino que baja el colesterol, ayuda con la resistencia de insulina y es un antiinflamatorio potente. Ayuda al hígado a desechar toxinas del ambiente y a construir nuevas células sanas. Ya estás tomando cardo mariano en tu té de quema-H, pero la tintura tiene incluso un efecto medicinal más potente en el hígado. También es un gran refuerzo de éxito para ti si tienes bochornos significativos o dolores de cabeza hormonales. (Nota: el cardo mariano está relacionado con la ambrosía, así que quienes padezcan alergias deben evitar usarlo, así como mujeres embarazadas o lactando.)

Lo que necesitas:
- Tintura de cardo mariano, de preferencia orgánica (busca una proporción de fuerza en la hierba seca de 1:1)

Paso a paso:
Toma 30 gotas de tintura o extracto de cardo mariano en 60 o 120 mililitros de agua tres veces al día entre comidas.

PECTINA EN POLVO

La pectina es una fibra soluble que se une a las toxinas solubles en grasa en el tracto gastrointestinal en particular. Le gusta rodear y sacar los compuestos que afectan a las hormonas, como metales pesados, pesticidas, residuos plásticos y otras toxinas del ambiente. La pectina también hace que tus movimientos intestinales sean más tranquilos y cómodos.

Lo que necesitas:
- Suplemento de pectina en polvo (libre de gluten), como la pectina de manzana

Paso a paso:
Mezcla el polvo de pectina con 350 o 450 mililitros de agua, con la cena.

GRANADAS Y MORAS

Estas dos frutas, ambas en la lista de alimentos de la quema-H, contienen antioxidantes excelentes para neutralizar los radicales libres en el cuerpo. Dado que son menos comunes, puedes tender a ignorarlas, así que quiero resaltar sus beneficios y animarte a probarlas. Las granadas y las moras rojas contienen el fitoquímico resveratrol, el cual promueve un metabolismo de estrógenos saludable. Estudios han demostrado que las granadas reducen la constipación y la presión baja e inhiben varios cánceres hormonales, como el cáncer de seno, de próstata y de colon. Las moras contienen fibra desintoxicante, ayudan a equilibrar el azúcar en la sangre y pueden tener efectos antidiabéticos gracias a fitoquímicos llamados antocianinas. Las moras blancas son benéficas para el control del azúcar en la sangre y han sido utilizadas como un remedio para la diabetes. Una porción de semillas de granada o de moras frescas (blancas o rojas) es 1 taza. Una proción de moras blancas secas es ½ taza.

Lo que necesitas:
- Granadas frescas y/o moras frescas o secas. Las granadas están de temporada en el otoño y el invierno. Compra toda la fruta o sólo las semillas. Las moras no se venden típicamente en las tiendas, pero mucha gente las cultiva y también crecen silvestres en muchas áreas. Las moras blancas son nativas de China y crecen en algunas zonas de Estados Unidos. Las moras rojas son nativas de Estados Unidos y crecen silvestres, especialmente en la mitad este del país. También puedes comprar moras blancas secas en tiendas naturistas o en las secciones orgánicas de las tiendas.

Paso a paso:
1) Puedes comprar semillas de granada, pero si quieres extraerlas tú mismo, compra una granada fresca. Empieza cortándola a la mitad. Pon ambas mitades en un tazón de agua, con el corte hacia abajo.
2) Toma una de las mitades y dóblala aplanándola, entonces saca las semillas junto con el mesocarpio blanco en el agua; intenta no exprimir el jugo de muchas.
3) Cuando hayas sacado las semillas al agua, el mesocarpio blanco flotará en la superficie. Tíralo, cuela las semillas y guárdalas en el refrigerador. Cómelas solas o agrégalas a tu ensalada. ¡Jugosas!

FIBRA DE *PSYLLIUM*

Cuando hay un exceso de bancos de estrógeno inservible en el colon, quieres deshacerte de ellos antes de que se reabsorban al torrente sanguíneo. La fibra de *psyllium* sin gluten, sin trigo, es altamente eficiente en esto. Mantendrá tus intestinos moviéndose y sacando el exceso de estrógeno. La fibra de *psyllium* también puede sacar otras toxinas que se acumulan en el colon. Consumir suficiente fibra en tu dieta ayuda a mantener tus movimientos intestinales regulados —un método importante para remover toxinas—, pero también absorbe hormonas de desperdicio que pueden reabsorberse al cuerpo si no se eliminan.

Lo que necesitas:
- Suplemento de fibra de *psyllium* (sin trigo, sin gluten) en polvo o en cápsulas

Paso a paso:
Toma el suplemento de *psyllium* de acuerdo con las instrucciones del paquete, con un vaso completo de agua en las comidas y justo antes de acostarte.

REFLEXOLOGÍA
La reflexología, la práctica holística de masajear ciertos puntos en los pies que corresponden a todas las partes, órganos y sistemas del cuerpo, es una terapia agradable y fácil que puede ayudarte a activar y a desintoxicar el hígado y la tiroides. Sólo frota los puntos correctos en tus pies y podrás reforzar el trabajo que la quema-H está haciendo en tu cuerpo. Para un doble refuerzo, usa alguno de los aceites esenciales para la quema-H en los puntos de reflexología.

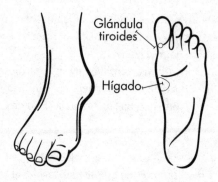

Glándula tiroides

Hígado

Lo que necesitas:
- Un lugar tranquilo y un par de manos desocupadas (o un reflexólogo, ¡o un amigo dispuesto a frotar tus pies!)

Paso a paso:

1) Siéntate en una posición relajada. Quítate los zapatos y los calcetines. Toma tu pie en tus manos y voltéalo para que puedas ver la planta.
2) Para estimular la glándula tiroides, presiona justo debajo de tu dedo gordo, como se indica en el diagrama.
3) Para estimular y activar el hígado, presiona y frota más o menos una pulgada abajo de la bola del pie, como se indica en el diagrama.
4) Repítelo en el otro pie.

VEGETALES MARINOS Y ALGAS

Las algas están llenas de macronutrientes y micronutrientes, como hierro, vitamina C, manganeso y yodo. También bajan el colesterol, lo que ayuda a regular la producción de estrógeno. La *chlorella* en particular ayuda a tu cuerpo a eliminar plomo, dioxina y otras toxinas industriales.

Lo que necesitas:

- Vegetales marinos, como hijiki, nori, dulce, kombu, *chlorella* y kelp, completos o en polvo, y/o algas en polvo

Paso a paso:

1) Si se sugiere en el paquete, remoja los vegetales marinos durante 5 o 10 minutos antes de usarlos.
2) Añade ¼ o ½ taza de vegetales marinos a tu sopa de quema-H.
3) Agrega ½ cucharadita de kelp en polvo o algas a tu licuado de quema-H. Si usas esto regularmente, puedes incrementarlo poco a poco hasta 1 cucharadita, pero lentamente, ya que el efecto desintoxicante es fuerte (¡y también el sabor!).

REFUERZO DE SUPLEMENTOS PARA LA QUEMA-H

Recomiendo varios suplementos para la quema-H, pero busca marcas puras y de alta calidad. Empecé a fabricar mis propios suplementos cuando descubrí que muchos están adulterados con toxinas e ingredientes baratos. Éstos son los suplementos que uso para la quema-H (puedes encontrarlos en shophayliepomroy.com):

- Multimetabolismo: suplemento estratégico de minerales y multi-vitaminas
- Metabolismo DIM: nutrientes hormonales estratégicos
- Metabolismo de ácidos grasos: los bloques de hormonas salu-dables

REFUERZOS INTENSOS

COMPRESAS DE ACEITE DE RICINO

El aceite de ricino viene de las semillas de la planta de ricino y es una gran fuente de ácidos ricinoleicos, los cuales tienen propiedades anti-inflamatorias. Aunque hay muchas formas de usar este aceite, las com-presas de aceite de ricino son excelentes para impulsar la desintoxicación del hígado. El aceite de ricino se absorbe a través de la piel. Se pueden comprar en internet y en algunas farmacias compresas de aceite de ricino desechables, pero también puedes hacer las tuyas. Así es como se usan:

Lo que necesitas:
- 2 pies y medio (aproximadamente) de franela, lana o fieltro, que puedas doblar dos o tres veces en cuadros de aproximadamente 10 pulgadas
- Plástico envolvente
- Una toalla de manos o un trapo viejo
- Un cojín eléctrico
- Ropa vieja y flexible que no te importe manchar con aceite de ri-cino

Paso a paso:
1) Empapa un trozo de franela con el aceite de ricino.
2) Coloca una colcha o una toalla que se pueda manchar donde te vayas a relajar. Ponte ropa cómoda que puedas manchar.
3) Pon la tela empapada con aceite sobre el lado derecho de tu abdo-men; debe cubrir desde debajo de tus costillas hasta el hueso de tu cadera (cubriendo tu hígado).
4) Cubre la franela con el plástico, cubre eso con otra toalla y enton-ces coloca encima el cojín eléctrico. Enciéndelo en medio o alto, dependiendo de tu tolerancia.

5) Quédate con la compresa durante una hora. Disfruta un libro, música o un programa de televisión mientras el aceite de ricino hace su trabajo.

6) Cuando hayas terminado, guarda tu tela empapada con aceite en una bolsa de plástico resellable para usarla después. (Puedes añadir más aceite y usarla otra vez hasta por dos meses.) Báñate para lavar el aceite de ricino de tu piel.

BAÑO DE BARRO

El barro es una forma extraordinaria para desintoxicarte de metales pesados y de la toxicidad de fuentes ambientales. Hay varios tipos de barro y es importante escoger el correcto. El mejor tipo de barro para un baño de barro es el de bentonita. Evita los productos que contengan aditivos de cualquier tipo. Necesitas barro de bentonita puro. Al desintoxicarte a través de la piel le quitas un peso de encima al hígado, lo que le permite ser más eficiente en neutralizar toxinas. Los receptores de hormonas en el cuerpo también se vuelven más eficientes cuando se eliminan toxinas que pueden actuar como porteros, bloqueando los receptores de hormonas y previniendo una absorción adecuada. Bebe agua antes y después de tu baño de barro para facilitar el efecto de la desintoxicación.

Lo que necesitas:
- Barro de bentonita (puedes comprarlo en casi todas las farmacias y en internet)
- Un colador delgado para desagüe o una red para cabello que sirva para atrapar los trozos de barro que pudieran tapar tu drenaje

Paso a paso:
1) Mide dos tazas de barro en polvo, seco.
2) Vierte el barro al agua corriente, evitando cualquier polvo de barro que vuele. Mézclalo con tu mano mientras se va llenando la tina.
3) Entra con cuidado a la tina y asegúrate de que el agua de barro no toque tus orejas, tu nariz ni tus ojos.
4) Quédate ahí por lo menos 20 minutos. Báñate en la regadera templada después del tiempo indicado para quitarte el barro y enjuagar tu tina.

SAUNA INFRARROJA

La sauna infrarroja es un refuerzo de éxito de la quema-I, pero me gusta también para este plan porque es muy buena para desintoxicar metales pesados, pesticidas químicos y plásticos. Para la quema-I me gusta que lo hagas gentilmente, pero en la quema-H sugiero elevar el calor y extender el tiempo para una experiencia de desintoxicación más intensa. Quieres sudar un poco más y estar más caliente, pero ciertamente no te sobrepasas. Si te sientes mareado o con náuseas, deja la sauna inmediatamente y bebe mucha agua fresca antes, durante y después de la sauna.

Lo que necesitas:

- Una sauna infrarroja en tu hogar o en la casa de un amigo, en un gimnasio comunitario o en un *spa*
- Mucha agua para beber antes, durante y después
- Toallas para sentarte y para secar el sudor

Paso a paso:

1) Date un baño caliente en tina o regadera antes de entrar en la sauna.
2) Entra a la sauna y siéntate sobre toallas durante 10 o 15 minutos para comenzar, subiendo hasta 30 minutos paulatinamente si continúas usando la sauna de manera regular (la cantidad de tiempo dependerá del calor de la sauna y de tu tolerancia personal; si te empiezas a sentir incómodo, mareado o con náuseas, deja la sauna). Seca el sudor cuando sea necesario.
3) Después de la sauna, siéntate durante 10 o 20 minutos antes de bañarte para permitir a tu cuerpo enfriarse.
4) Enjuaga la sudoración con agua fría a tibia.

BAÑO DE PIES IÓNICO

Estos sistemas son un poco caros si tienes uno, es excelente para la quema-H por sus efectos desintoxicantes. Si no tienes uno, puedes tener acceso a él en un salón de belleza, en un *spa* o en una clínica de salud holística. Los baños iónicos de pies pueden aumentar la alcalinidad en tu cuerpo mientras sacan químicos ácidos a través de tus pies. Todo lo que tienes que hacer es remojar tus pies en agua con sal ionizada y relajarte.

Se cree que los iones cargados en el agua se unen a las toxinas con cargas opuestas y ayudan a sacarlas.

> **Nota:** Algunas fuentes declaran que el agua oscura que se forma durante este proceso es causada por las toxinas de tus pies. Esto no es cierto. Es resultado del agua ionizada que reacciona a la sal. Todavía veo un efecto profundo de desintoxicación en estas máquinas, así que continúo recomendándolas.
>
> **Otra nota:** Dada la carga natural en el agua de mar, puedes tener un efecto similar si caminas en el agua a la orilla de la playa. También recomiendo esto cuando sea que tengas la oportunidad.

Lo que necesitas:
- Una máquina para baño de pies iónico

Paso a paso:
1) Prepara el baño de pies de acuerdo con las instrucciones específicas del producto, llenándola con agua caliente hasta la marca. Añade sal de mar. Conecta la máquina y enciéndela.
2) Mete tus pies y relájate durante 30 minutos.
3) Apaga la máquina y desconéctala antes de vaciarla y limpiarla.
4) Puedes repetirlo cada tercer día durante la quema-H.

TERAPIA DE MASAJE TAILANDÉS

El masaje tailandés es una combinación de yoga y masaje maravillosa para tus hormonas. Los estiramientos y las secuencias de posturas centran y asientan el cuerpo, dándote maravillosos estiramientos largos y relajando los músculos tensos. La postura del bebé feliz es particularmente buena para equilibrar las hormonas.

Lo que necesitas:
- Un terapeuta especializado en masaje tailandés

Paso a paso:
¡Ve por un masaje! Relájate y disfrútalo. Deja que te libere del estrés mientras aumenta la circulación en tus músculos y tus tejidos.

REFUERZOS DE ÉXITO SUPERVISADOS

Los refuerzos de éxito en este capítulo son los refuerzos amigables que prescribo para mis clientes, pero a veces recomiendo otras terapias que requieren una supervisión más profesional. No los incluí en este libro porque requieren la dirección de una persona calificada y experimentada en estas áreas de salud. Si tienes una persona calificada que pueda administrarte estas terapias y estás interesado en probar alguna de ellas, habla con dicho profesional de la salud para que puedas aprender más y estar seguro de que la terapia es para ti. Si aún quieres hacerlas, creo que estas terapias pueden reforzar tu éxito aún más. Cada una puede usarse de diferentes maneras en los tres planes de *Quémalo* y todas son efectivas para la desintoxicación y para ayudar al cuerpo a sanarse de cualquier problema que tenga. Son las siguientes:

- Acupuntura
- Enemas de café
- Enemas de pasto de trigo
- Gotas de vitamina C IV
- Lavados de colon
- Ozonoterapia
- Quiropráctica
- Suplementos de glutatión IV
- Terapia quelante

CAPÍTULO NUEVE

Comidas rápidas: recetas de *Quémalo*

Dado que *Quémalo* trata sobre alimentos, puedes comer mucho y todos son deliciosos. Éstas son mis recetas favoritas de *Quémalo*, y son las que incluí en tus mapas de comidas. Sé que te encantarán, pero si encuentras algo en una receta que no puedas comer o que no te guste, sólo cámbialo por algo más de la misma categoría en tu lista de alimentos del plan. Reemplaza cualquier verdura con otra, cualquier fruta con otra y cualquier proteína con otra.

Me encanta experimentar y ser creativa cuando cocino, y si a ti también, ¡lo entiendo! Sin embargo, para *Quémalo* estas recetas no están diseñadas sólo por su buen sabor, sino que son *medicinales por la elección de sus ingredientes*. Por este motivo es esencial preparar las recetas *exactamente como están descritas aquí*. No añadas granos cuando no hay granos. No añadas más carne o no la dejes fuera (a menos que la vayas a sustituir con otra proteína de tu lista). Mide las cantidades de ingredientes y, particularmente, *sigue el patrón de hierbas y especias*, ya que es un aspecto crucial para aumentar el efecto termogénico de estas recetas.

Ten presente que algunas recetas rinden para más de lo que necesitas en una comida; guardarás una porción para una comida o una cena después. Te avisaré cuando eso suceda. Depende de cuántas personas estés alimentando y si quieres que sobre comida, pero siempre puedes duplicar o incluso triplicar cualquiera de estas recetas. Sólo recuerda que tú tienes una porción para cada comida y debes mantenerte en el plan.

Así que saca tus tazas y tus cucharas medidoras, ¡y disfruta estas recetas! Harán cosas fabulosas para ti si las dejas.

RECETAS DE LA QUEMA-I

En el plan de quema-I, la receta del licuado rinde 1 porción porque lo prepararás fresco cada mañana. Las recetas del té y la sopa rinden suficiente para los 3 días. Cada receta de comida rinde 1 porción (duplícala si quieres compartir) y cada receta de cena rinde 2 porciones. Si la receta de cena es sólo para ti, divide la receta a la mitad o guarda la mitad en el congelador para otra comida después de que hayas terminado la quema-I.

LICUADO DE QUEMA-I

‹ QUEMA-I

Rinde 1 porción

Prepara este licuado fresco cada mañana para un máximo contenido de micronutrientes.

- ¼ de taza de nueces crudas
- 2 limas peladas
- 1 taza de agua
- ¾ de taza de hielo
- ½ taza de moras azules (frescas o congeladas)
- ½ taza de arándanos (frescos o congelados)
- ½ pepino
- ¼ de aguacate
- Opcional: 1 pizca de canela molida
- Opcional: xilitol o Stevia, al gusto, si necesitas endulzar

Muele en seco las nueces. Añade las limas, el agua, el hielo, las moras, los arándanos, el pepino y el aguacate. Lícualo hasta obtener una consistencia suave. Si prefieres un sabor más fuerte, puedes añadir una pizca de canela y/o unas gotas de Stevia o xilitol.

TÉ DE QUEMA-I

Rinde 9 porciones (1 porción = 1 taza)

Durante los siguientes tres días tomarás un mínimo de 9 porciones de té de quema-I. Prepáralo todo al mismo tiempo y luego recaliéntalo. Este té en verdad es medicinal, así que asegúrate de dejarlo asentarse durante 1 o 2 horas para que adquiera todo su potencial. He visto efectos profundos en las vidas de mis clientes gracias a este té.

- 10 tazas de agua
- 9 limones orgánicos
- 9 cucharadas de perejil seco (no uses fresco, el seco funciona mejor para esta receta)
- 3 cucharadas de semillas de apio
- ¼ de cucharadita de pimienta de Cayena
- Opcional: 2 a 4 gotas de Stevia

Vierte el agua en una olla. Rebana los limones a la mitad, exprime el jugo en el agua y echa ahí mismo las cáscaras. Agrega el perejil, las semillas de apio y la pimienta de Cayena. Hiérvelo y déjalo asentarse durante 1 o 2 horas. Cuela los sólidos y guarda el té en el refrigerador. Recaliéntalo conforme lo necesites. Si necesitas un poco de endulzante, añade unas gotas de Stevia. Disfrútalo con el desayuno, la comida y la cena.

SOPA DE QUEMA-I

Rinde 6 porciones (1 porción = 2 tazas)

Éste es un alimento ilimitado, así que esta receta rinde más de las 12 tazas requeridas en el plan. Consúmela entre comidas y tanto como la necesites si te da hambre; pero si te sobra, sólo congélala y disfrútala a cualquier hora, incluso después de terminar el plan.

- 1 galón de agua
- 4 zanahorias picadas en cubos
- 4 tallos de apio, picados, con hojas

- 2 tazas de vegetales de hoja verde picados: col berza, acelgas y/o corola de diente de león
- 1 cebolla morada grande, picada
- 2 camotes amarillos picados
- 2 tazas de tubérculos picados: nabos, chirivías y/o colinabos
- 1 ½ tazas de hongos shiitake o maitake frescos o secos
- 1 ½ tazas de hongos botón blanco
- 1 taza de daikon o rábano blanco, con raíces y hojas
- ½ taza de cilantro o perejil fresco picado
- 2 dientes de ajo pelados
- ½ cucharadita de sal de mar, o más, al gusto

Mezcla todos los ingredientes en una olla grande y hiérvelos. Cubre la olla y déjala reposar durante 2 horas. Espera a que enfríe. Hazlo puré en una licuadora o en la misma olla con una licuadora de bastón. Sirve la sopa caliente, a temperatura ambiente o fría. Esta sopa se conserva en el refrigerador hasta 5 días, o puedes congelarla en porciones individuales para utilizarla después.

COMIDAS DE LA QUEMA-I

ENSALADA DE ESPINACAS CON AGUACATE Y SANDÍA

‹ QUEMA-I

Rinde 1 porción

Esta ensalada toma sólo unos minutos, así que prepárala fresca. Si acaso la preparas con anticipación para llevártela al trabajo, guarda el aderezo en un contenedor aparte y agrégalo a la ensalada justo antes de comerla.

- 2 tazas de espinacas frescas en trozos pequeños
- ½ taza de sandía picada
- ¼ de taza de aguacate picado
- ¼ de taza de cilantro o perejil fresco, picado
- ¼ de taza de nueces crudas
- 1 manojo de germen de alfalfa
- Jugo de ½ limón
- 1 cucharada de aceite de oliva extravirgen
- 1 pizca de pimienta negra
- 1 pizca de sal de mar

Pon las espinacas en un tazón mediano. Agrega encima la sandía, el aguacate, el cilantro, las nueces y el germen. En un tazón pequeño, mezcla el jugo de limón, el aceite, la pimienta y la sal. Vierte el aderezo encima de la ensalada y revuelve para empapar los ingredientes. Disfruta.

ENSALADA DE COL Y HUMUS

‹ QUEMA-I

Rinde 1 porción

- 1 taza de col cortada en julianas
- ½ taza de betabel crudo cortado en julianas
- ½ taza de zanahoria cortada en julianas
- ½ taza de jícama cortada en julianas
- ½ taza de calabacita cortada en julianas
- ¼ de taza de piñones o nueces crudos

- 2 cucharadas de humus preparado
- 1 cucharada de jugo de lima fresco

Mezcla todos los ingredientes en un tazón mediano hasta que el humus esté distribuido uniformemente. Si lo preparas con anticipación, guárdalo en el refrigerador en un contenedor al alto vacío. No lo congeles.

SARDINAS Y PEPINOS

‹ QUEMA-I

Rinde 1 porción

- 6 onzas de sardinas enlatadas en aceite de oliva
- 1 ½ tazas de pepinos rebanados
- 1 cucharadita de jugo de limón fresco
- Sal de mar, al gusto

Mezcla las sardinas con los pepinos y sazónalas con el jugo de limón y la sal. Disfrútalas con una pera.

CENAS DE LA QUEMA-1

LENGUADO CON VERDURAS HORNEADAS

‹ **QUEMA-1**

Rinde 2 porciones

Esta receta rinde 8 tazas de verduras horneadas. Utiliza 4 tazas en esta receta y guarda las otras 4 tazas para la cena de mañana: verduras horneadas sobre "pasta" de calabacitas.

- 1½ tazas de col rebanada
- 1½ tazas de zanahoria rebanada
- 1½ tazas de hongos blancos rebanados
- 1½ tazas de calabacita picada en cubos
- 1 taza de betabel picado en cubos
- 1 taza de jitomate rebanado
- 4 dientes de ajo picados finamente
- 4 cucharadas de aceite de oliva extravirgen
- 2 cucharaditas de sal de mar
- 1 pizca de pimienta negra
- 12 onzas de filete de lenguado (u otro pescado blanco)

Precalienta el horno a 425°F. En un tazón grande, mezcla todas las verduras con el ajo, el aceite, la sal y la pimienta. Distribúyelas uniformemente sobre una charola para hornear. Hornéalas durante 30 minutos o hasta que las verduras estén tiernas y un poco crujientes. En los últimos 8 minutos de la cocción coloca el pescado sobre las verduras. Cocínalo durante 3 minutos. Voltea el pescado y cocínalo 5 minutos más. Sácalo del horno y sirve el lenguado sobre las verduras.

VERDURAS HORNEADAS SOBRE "PASTA" DE CALABACITAS

‹ **QUEMA-1**

Rinde 2 porciones

- 4 calabacitas medianas
- 1 cucharada de aceite de oliva extravirgen

- 2 dientes de ajo picados finamente
- 4 tazas de verduras horneadas que sobraron de la cena de ayer
- ¼ de taza de piñones o nueces crudos

Rebana las calabacitas con un rallador de verduras en espiral o con una mandolina, o córtalas con un cuchillo en largas tiras delgadas. Calienta el aceite en una sartén grande a fuego medio. Añade el ajo y saltéalo durante 2 minutos. Agrega las verduras horneadas y los "tallarines" de calabacita encima. Tapa bien la sartén y déjalas cocerse durante 5 minutos. Sirve caliente y acompaña con los piñones.

SANDÍA CON PIMIENTA DE CAYENA

‹ QUEMA-I

Rinde 2 porciones

- 2 tazas de sandía picada en cubos
- 1 pizca de pimienta de Cayena

Espolvorea la pimienta de Cayena sobre la sandía y sirve.

ENSALADA MEXICANA

‹ QUEMA-I

Rinde 2 porciones

- 4 tazas de espinacas frescas
- 1 taza de frijoles negros cocidos (de preferencia germinados si puedes encontrarlos; de lata están bien)
- 1 taza de jitomate picado en cubos
- ½ taza de jícama picada en cubos (o más, al gusto)
- ½ aguacate picado
- ¼ de taza de cilantro o perejil fresco, picado
- Jugo de 2 limas
- 2 cucharadas de aceite de oliva extravirgen
- Sal de mar, al gusto
- 1 pizca de chile de árbol molido

Divide las espinacas en dos platos para ensalada. Adereza cada uno con la mitad de los frijoles negros, el jitomate, la jícama, el aguacate y el cilantro. Mezcla el jugo de lima, el aceite, la sal y el chile de árbol. Divide el aderezo entre los dos platos de ensalada y sirve. Acompáñala con la receta anterior.

RECETAS DE LA QUEMA-D

En el plan de quema-D la receta del licuado rinde 1 porción porque lo prepararás fresco cada mañana. Las recetas del té y la sopa rinden suficiente para los 5 días. Cada receta de comida rinde 1 porción (duplícala si la vas a compartir), mientras que la mayoría de las recetas de cenas rinden 4 porciones. En esos casos tendrás suficiente para una cena con 2 porciones más 2 raciones extras. Utilizarás una de estas recetas días después, para una comida, como se indica, y tendrás una porción extra guardada en el congelador para otra ocasión. Si la cena de la quema-D no necesita que guardes una parte para alguna otra comida, rendirá 2 porciones.

LICUADO DE QUEMA-D

▲ QUEMA-D

Rinde 1 porción

Aunque es mejor fresco, si quieres prepararlo para todo el plan, multiplica los ingredientes de la receta por 5. Divide cada porción en contenedores individuales y congélalos. Sácalos, vuélvelos a licuar y disfrútalos.

- ¼ de taza de semillas de calabaza crudas
- 1 limón pelado
- 1 cucharadita de semillas de chía
- ½ manzana verde sin corazón
- ½ taza compacta de hojas de albahaca frescas
- ½ pepino
- 1 taza de agua
- ¾ de taza de hielo
- Opcional: xilitol o Stevia, al gusto, si necesitas endulzar

Muele en seco las semillas de calabaza. Agrega el limón, las semillas de chía, la manzana, el pepino, el agua y el hielo. Lícualo hasta que adquiera una consistencia suave. Si necesitas endulzar, puedes añadir unas gotas de Stevia o xilitol.

TÉ DE QUEMA-D

▲ QUEMA-D

Rinde 15 porciones (1 porción = 1 taza)

- 10 cucharaditas de canela molida
- 1 pieza de jengibre fresco de 5 pulgadas, pelada y cortada en trozos
- 10 bolsas de té de menta
- 10 bolsas de té de orozuz
- 6 cucharadas de linaza
- 18 tazas de agua

Mezcla todos los ingredientes en una olla. Hierve el té y déjalo asentar durante 10 o 15 minutos. Cuélalo y refrigéralo hasta por 5 días.

SOPA DE QUEMA-D

▲ QUEMA-D

Rinde 10 porciones (1 porción = 2 tazas)

Incluso después de terminar el plan, esta sopa es una forma excelente de calmar tu tracto digestivo.

- 10 tazas de agua
- 4½ tazas de coliflor picada
- 3 cebollitas de cambray grandes, picadas con tallo
- 2 tazas de ejotes picados (quita las puntas si lo prefieres)
- 1 taza de espárragos picados, sin los extremos duros
- 1 taza de cilantro o perejil fresco, picado
- 2 dientes de ajo picados finamente
- 1 hoja de laurel seca
- 1 pimiento verde picado en cubos
- 1 o 2 chiles jalapeños desvenados, picados finamente
- 1 lata de 14½ onzas de jitomates orgánicos (picados en cubos o enteros)
- 1 envase de caldo de verduras orgánico, deslactosado
- ½ cabeza de apio picada

- ½ cabeza de col morada picada
- 2 cucharadas de aminoácidos de coco o salsa tamari
- ½ cucharadita de orégano seco
- ½ cucharadita de romero seco
- ¼ de cucharadita de tomillo seco
- 2 cucharadas de sal de mar

Mezcla todos los ingredientes, excepto la sal, en una olla grande a fuego medio y hiérvelos. Baja la flama, tapa la olla y cuece la sopa durante 2 horas. Añade la sal durante los últimos 5 o 10 minutos de cocción. Sírvela caliente, tibia o a temperatura ambiente. Refrigérala hasta por 3 días. Congela el resto en porciones individuales (2 tazas).

COMIDAS DE LA QUEMA-D

CHILI DE LENTEJAS

▴ **QUEMA-D**

Rinde 4 porciones

Aunque esta receta rinde 4 porciones, en realidad sólo necesitas 2 porciones, una para la comida del día 1 y otra para la comida del día 4. Afortunadamente, esta receta se congela bien, así que guarda la mitad para una rápida cena de dos en otra ocasión, ya que hayas terminado con el plan de quema-D.

- 2 cucharadas de aceite de oliva extravirgen o de aceite de semilla de uva
- 2 zanahorias picadas en cubos
- 1 pimiento rojo picado en cubos
- 1 tallo de apio picado en cubos
- 1 cebolla mediana picada en cubos
- 2 dientes de ajo picados finamente
- 1½ cucharadas de chile en polvo
- ½ cucharada de comino molido
- ½ cucharada de páprika
- 1 cucharadita de orégano seco
- ¼ de cucharadita de pimienta de Cayena
- ¼ de cucharadita de pimienta negra recién molida
- 3 tazas de caldo de verduras o de pollo
- 1 taza de lentejas secas
- 1 lata de 15 onzas de frijoles negros, colados y enjuagados
- 1 lata de 14½ onzas de jitomates picados en cubos, con su jugo
- ½ cucharadita de sal de mar
- ½ taza de cebollitas de cambray rebanadas con tallo
- ¼ de taza de cilantro fresco picado
- Jugo de 1 lima

Pon una olla grande en la estufa a fuego medio. Calienta el aceite y cuece las zanahorias, el pimiento rojo, el apio y la cebolla, moviendo constantemente durante 10 minutos, o hasta que las verduras estén tiernas y comiencen a dorarse. Añade el ajo, el chile en polvo, el comino, la páprika, el orégano, la pimienta de Cayena y la pimienta negra. Saltea durante 1 minuto, agrega el caldo y raspa cualquier residuo pegado al fondo de la olla. Agrega las lentejas y hiérvelas. Baja la flama, tapa la olla y deja hervir el chili durante 30 minutos o hasta que las lentejas estén suaves. Agrega los frijoles negros, los jitomates y la sal. Déjalo cocer durante 10 minutos y añade la cebollita de cambray, el cilantro y el jugo de lima. Sirve.

CENAS DE LA QUEMA-D

TAZÓN DE CARNE DE RES Y BRÓCOLI

▲ QUEMA-D

Rinde 4 porciones

- 4 dientes de ajo picados finamente
- 2 cucharadas de jengibre fresco picado finamente
- 2 cucharadas de salsa tamari
- 2 cucharadas de vinagre de arroz
- ½ cucharadita de chile de árbol molido
- 1 libra de filete o bistec, ¼ de pulgada de grosor, rebanado a contraveta
- 4 cucharadas de aceite de semilla de uva
- ½ cebolla morada mediana, rebanada
- ½ pimiento rojo, desvenado, sin semillas, rebanado
- 6 tazas de floretes de brócoli
- ¼ de taza de caldo de res o de pollo
- 2 cucharadas de ajonjolí
- 2 tazas de quinoa cocida

En un tazón mediano mezcla el ajo, el jengibre, la salsa tamari, el vinagre y el chile de árbol. Agrega la carne, revuelve para empaparla con la mezcla y déjala marinar. Ten listos los ingredientes cerca de la estufa, junto con un tazón grande.

Pon una sartén grande con tapa a fuego alto. Calienta 1 cucharada del aceite de semilla de uva. Saca la carne de la marinada (reserva la marinada) y agrégala a la sartén. Sofríela durante 1 minuto, lo suficiente para que la carne pierda su tono rosado por fuera. Vacía el contenido de la sartén al tazón grande. Agrega otra cucharada de aceite de semilla de uva a la sartén, junto con la cebolla. Sofríela durante 1 minuto. Agrega el pimiento y sofríelo 1 minuto más; luego pasa la cebolla y el pimiento al tazón.

Agrega el resto del aceite de semilla de uva a la sartén y el brócoli y sofríelo durante 1 minuto. Añade el caldo, tapa la sartén totalmente y déjalo hervir durante 1 minuto. Devuelve la carne y las verduras a la sartén, junto con el jugo que se haya acumulado, la marinada reservada y el ajonjolí, y revuelve hasta que burbujee y esté caliente, alrededor de 5 o 10 minutos. Sirve sobre la quinoa.

PASTEL DE CARNE

Rinde 4 porciones

Para la cobertura:
- 4 camotes amarillos medianos, lavados
- 3 cucharadas de aceite de coco crudo
- ½ cucharadita de sal de mar
- ½ cucharadita de canela molida
- ¼ de cucharadita de nuez moscada molida
- ⅛ de cucharadita de pimienta de Cayena

Para el relleno:
- 1 cucharada de aceite de oliva extravirgen
  o aceite de semilla de uva
- 2 zanahorias grandes picadas en cubos
- 2 tallos de apio picados en cubos
- 1 cebolla mediana picada en cubos
- 1 cucharadita de sal de mar
- 2 dientes de ajo picados finamente
- ¾ de cucharadita de chile chipotle molido
- ½ cucharadita de orégano seco
- ½ cucharadita de comino molido
- ¼ de cucharadita de canela molida
- 1 libra de pavo molido
- 1 taza de caldo de pollo

Precalienta el horno a 425°F. Corta los camotes a la mitad, a lo largo, y acomódalos con el corte hacia abajo sobre una charola para hornear forrada con papel aluminio. Hornéalos durante 30 minutos o hasta que estén suaves. Resérvalos hasta que se enfríen.

Mientras los camotes se hornean y se enfrían, prepara el relleno. Calienta una sartén grande y profunda, o una olla, a fuego medio-alto. Pon a cocinar el aceite, las zanahorias, el apio, la cebolla y una pizca de sal, revolviendo constantemente, hasta que las verduras estén suaves y empiecen a dorarse, alrededor de 10 minutos. Agrega el ajo, el chile chipotle, el orégano, el comino y la canela, y saltea durante 1 minuto. Añade el pavo molido y cuécelo, moviendo hasta que la carne esté dorada. Vierte el caldo de pollo, hiérvelo a fuego alto y déjalo cocinar durante 10 minutos más o menos, hasta que la salsa espese. Sazona con 1 cucharadita de sal.

Mientras, cuando los camotes se enfríen lo suficiente para manipularlos, saca la pulpa con una cuchara. En un procesador de alimentos (o a mano), haz un puré suave con los camotes con el aceite de oliva, la sal, la canela, la nuez moscada y la pimienta de Cayena.

Reparte la mezcla de pavo sobre un recipiente para hornear de 8 × 10 pulgadas. Extiende el puré de camote encima. Hornéalo a 425°F durante 15 minutos, y después ásalo a la parrilla durante 1 o 2 minutos para dorar el camote en los bordes.

CALABACITAS RELLENAS

▲ QUEMA-D

Rinde 4 porciones

- 4 calabacitas medianas (9 pulgadas de largo aproximadamente)
- 2 cucharadas de aceite de oliva extravirgen
- ½ cebolla mediana picada finamente
- ½ pimiento rojo picado finamente
- 3 dientes de ajo picados finamente
- 2 cucharaditas de comino molido
- 1½ cucharaditas de sal de mar
- ¼ de cucharadita de chile de árbol molido
- 1 libra de carne de res magra molida
- ½ taza de caldo de pollo
- 1 taza de quinoa cocida
- ¼ de taza de menta fresca picada
- ¼ de taza de perejil fresco picado finamente

Precalienta el horno a 375°F. Corta las calabacitas a la mitad, a lo largo, y saca las semillas con una *parisien* o una cuchara delgada, dejando alrededor de ¼ de pulgada de pulpa. Acomoda las calabacitas bien apretadas en un recipiente o en un molde para hornear de 9 × 13 pulgadas.

Calienta una sartén grande a fuego medio-alto. Vierte el aceite, agrega la cebolla y el pimiento, y saltéalos durante 3 minutos. Añade el ajo, el comino, la sal y el chile de árbol, y saltéalos durante 1 minuto. Agrega la carne molida y cuécela, moviendo constantemente, hasta que se dore, alrededor de 10 minutos. Añade el caldo de pollo y raspa cualquier residuo pegado en el fondo de la sartén. Sube la flama y cocínalo durante 1 o 2 minutos, hasta que el líquido se evapore casi por completo. Quítalo del fuego, agrega la quinoa, la menta y el perejil, y revuelve.

Divide el relleno entre las calabacitas, colmándolas. Cúbrelas bien con papel aluminio y hornéalas durante 40 minutos, hasta que las calabacitas estén suaves.

SALMÓN CON HINOJO

▲ QUEMA-D

Rinde 2 porciones

Nota: Esta receta rinde sólo 2 porciones porque no necesitas sobras y no se congela muy bien.

- 4 dientes de ajo picados finamente
- 2 cucharadas de aceite de oliva extravirgen
- 2 cucharadas de romero fresco picado
- 1 cucharadita de sal de mar
- ¼ de cucharadita de pimienta negra recién molida
- 2 bulbos de hinojo mediano, en rebanadas de ½ pulgada de grosor
- ½ cebolla morada mediana, en rebanadas de ½ pulgada de grosor
- 1 pimiento rojo, desvenado, sin semillas, en rebanadas de ½ pulgada de grosor
- 2 filetes de salmón (6 onzas cada uno)
- ½ limón

Precalienta el horno a 450°F. En un tazón grande, revuelve el ajo, el aceite, el romero, la sal y la pimienta. Reserva aparte una cucharada de esta mezcla. Agrega el hinojo, la cebolla y el pimiento a la mezcla, y acomódalos uniformemente en una charola para hornear con borde. Hornéalo durante 20 minutos. Voltea las verduras. Coloca el salmón encima, con la piel hacia abajo, y rocíalos con la cucharada de mezcla de aceite que reservaste. Exprime el limón encima de todo. Hornéalo entre 10 y 12 minutos más, hasta que los filetes estén casi opacos en medio, y sirve.

MARAVILLA ITALIANA

▴ **QUEMA-D**

Rinde 2 porciones

Nota: Esta receta rinde sólo 2 porciones porque no necesitas sobras. Si sólo la comerás tú, guarda la mitad en el refrigerador.

- 2 cucharadas de aceite de oliva extravirgen
- 1 taza de cebolla morada picada en cubos
- 2 tazas de calabacitas picadas en cubos
- 2 tazas de calabacitas amarillas picadas en cubos
- 2 tazas de hongos shiitake rebanados
- 1 cucharadita de sal de mar
- ¼ de cucharadita de pimienta negra recién molida
- 1 taza de jitomates cherry
- 1 diente de ajo picado finamente
- 1 cucharada de romero fresco picado
- 1 cucharada de orégano seco
- ½ taza de caldo de verduras o de pollo
- 1 cucharada de jugo de limón fresco
- ½ taza de piñones
- 2 cucharadas de perejil fresco picado
- Opcional: 1 taza de quinoa cocida o arroz salvaje cocido

Calienta una sartén grande a fuego medio-alto. Vierte el aceite y cocina la cebolla, moviendo constantemente alrededor de 4 minutos, hasta que la cebolla se suavice y empiece a dorarse. Añade las calabacitas, las calabacitas amarillas, los hongos, la sal y la pimienta. Cocina 4 minutos más, moviendo constantemente. Agrega los jitomates, el ajo, el romero y el orégano, y saltéalo 4 minutos más. Vierte el caldo y el jugo de limón, y raspa cualquier residuo pegado al fondo de la sartén. Déjalo hervir durante 1 minuto, hasta que la salsa espese. Agrega las nueces y el perejil, y revuelve. Quítalo del fuego y salpimienta al gusto. Sírvelo sobre la quinoa o el arroz salvaje si gustas, o disfrútalo así.

RECETAS DE LA QUEMA-H

En el plan de quema-H la receta del licuado rinde 1 porción porque lo prepararás fresco cada mañana. Las recetas del té y la sopa rinden suficiente para los 10 días, pero 10 días es demasiado tiempo para dejar el té y la sopa en el refrigerador, así que te sugiero congelar la mitad y descongelarla a media semana. Cada receta de comida rinde 1 porción (duplícala si vas a compartir) y cada receta de cena rinde 2 porciones, pero necesitarás guardar la mitad para otra comida o cena. Si necesitas más de 1 porción para cenar, duplica o triplica la receta. La única excepción es el bacalao horneado estilo griego, que también rinde 2 porciones, pero no requieres guardar la mitad para más adelante. Disfrútalo con alguien especial.

LICUADO DE QUEMA-H

▸ **QUEMA-H**

Rinde 1 porción

- ¼ de taza de semillas de girasol
- 2 tazas de espinacas frescas
- 1 taza de col rizada
- 1 toronja completa, pelada (si estás tomando estatinas, usa en cambio una naranja completa)
- ¼ de betabel crudo pelado
- 1 cucharada de aceite de coco
- ½ taza de agua (o más, dependiendo de la textura y tu preferencia)
- ½ taza de hielo

Muele en seco las semillas de girasol. Añade el resto de los ingredientes y lícualos hasta que el licuado tenga la consistencia deseada.

TÉ DE QUEMA-H

Rinde 15 porciones (1 porción = 1 taza)

- 6 limas orgánicas cortadas a la mitad
- 7 bolsas de té de cardo mariano
- 7 bolsas de té de raíz de diente de león
- 1 cucharada de cúrcuma
- 18 tazas de agua (se evaporará un poco)

Exprime las limas en una olla grande, añade las cáscaras y los demás ingredientes. Hiérvelo entre 2 y 5 minutos, y déjalo asentar destapado durante 1 hora. Ya frío, cuélalo y consérvalo en el refrigerador. Si no tienes suficiente espacio en tu refrigerador, guarda la mitad en el congelador y descongélalo a la mitad del plan.

SOPA DE QUEMA-H

Rinde 20 porciones (1 taza de sopa + 1 taza de agua = 1 porción)

Rinde 20 tazas, pero considera que esta sopa es concentrada, así que cuando vayas a comerla dilúyela en una parte igual de agua (así que, en total, esta receta rinde suficientemente para 40 tazas de sopa). Y recuerda: siempre puedes preparar más, ¡es un alimento libre!

- 6 tazas de agua
- 9 tallos de apio troceados
- 6 tazas de ejotes picados
- 6 dientes de ajo machacados
- 9 calabacitas picadas en cubos
- 3 tazas de hongos botón
- 3 tazas de perejil
- 1½ cebollas troceadas
- Sal de mar, al gusto

Pon el agua, el apio, los ejotes y el ajo en una olla grande y cuécelos durante 5 minutos. Agrega las calabacitas, los hongos, el perejil y la cebolla, y déjalos entre 5 y 7 minutos más, hasta que se suavicen. Espera a que se enfríen y hazlos puré en una licuadora o en la misma olla con una licuadora de bastón. Para servir, diluye una porción del concentrado en una porción igual de agua, caliéntala y disfruta.

COMIDAS DE LA QUEMA-H

ENSALADA DE LA HUERTA CON HUEVO

▸ **QUEMA-H**

Rinde 1 porción

- 2 huevos cocidos picados
- ⅓ de taza de apio picado en cubos
- 1 cucharada de cebollita de cambray picada, con tallo
- 1 cucharada de perejil fresco picado finamente
- 1 cucharada de humus
- 1 cucharada de mostaza Dijon
- ½ cucharada de hojas de tomillo frescas
- Sal de mar y pimienta negra recién molida, al gusto
- 2 tazas de lechuga romana troceada
- 1 taza de bulbo de hinojo en rebanadas delgadas
- ½ taza de hongos blancos frescos, rebanados
- 1 cucharada de aceite de oliva extravirgen
- 1 cucharadita de vinagre balsámico
- 1 taza de semillas de granada (o acompaña con una fruta)

En un tazón pequeño mezcla los huevos, el apio, la cebollita de cambray, el perejil, el humus, la mostaza, el tomillo, la sal y la pimienta. Revuelve bien. En un tazón grande para servir pon la lechuga, el hinojo y los hongos con el aceite y el vinagre. Salpimienta al gusto. Coloca encima la ensalada de huevo y luego las semillas de granada (o acompaña con una fruta).

ENSALADA DE POLLO CON AGUACATE
Y ADEREZO CREMOSO DE COCO Y MANGO

◂ **QUEMA-H**

Rinde 1 porción

Puedes preparar más pollo cuando cocines la cena del día 1 para usarlo en esta receta (revisa la receta de pollo asado con hinojo y nueces en la página 267, y considera que la cantidad de pollo dependerá de si lo quieres hacer). Si no, sólo cocina tu pollo fresco para esta comida rápida.

- 4 onzas de pechuga de pollo sin hueso, sin piel
- Sal de mar y pimienta negra recién molida, al gusto
- 1 cucharadita de aceite de oliva extravirgen
- 2 tazas de espinacas baby frescas
- 1 taza de berros
- ¼ de aguacate rebanado

Para el aderezo:
- 1 mango picado en cubos, con su jugo (o 1 taza de trozos descongelados, picados en cubos; duraznos o nectarinas funcionarían también)
- 2 cucharadas de leche de coco
- 1 cucharada de menta fresca, picada
- 2 cucharaditas de jugo de lima fresco
- ⅛ de cucharadita de ralladura de lima
- ¼ de cucharadita de jengibre fresco, rallado
- ⅛ de cucharadita de sal de mar
- ⅛ de cucharadita de pimienta negra recién molida
- 1 pizca de chile de árbol molido

Si no estás utilizando sobras de pollo del día 1, mete la pechuga de pollo en una bolsa de plástico resellable (o entre dos hojas de plástico envolvente) sobre una tabla para picar. Aplánala hasta que tenga un grosor de ⅓ de pulgada y sazónala generosamente por ambos lados con sal y pimienta. Calienta una sartén antiadherente grande a fuego medio-alto. Vierte el aceite en la sartén y cocina el pollo hasta que esté listo, alrededor de 4 minutos por lado. Saca el pollo de la sartén y reserva. En un tazón grande para servir, mezcla el mango, la leche de coco, la menta, el jugo de lima, la ralladura de rima, el jengibre, la sal, la pimienta y el chile de árbol. Rebana el pollo y agrégalo al aderezo junto con las espinacas y los berros. Revuelve para empapar todo. Salpimienta al gusto y decora con las rebanadas de aguacate.

ENSALADA DE LECHUGA ROMANA Y ATÚN

▸ **QUEMA-H**

Rinde 1 porción

- 1 lata de 6 onzas de atún en agua, colado
- ¼ de taza de apio picado finamente
- ¼ de taza de cebollitas de cambray picadas finamente, con tallo
- 3 cucharadas de humus
- 1 cucharada más ½ cucharadita de jugo de limón fresco
- Sal de mar y pimienta negra recién molida, al gusto
- ½ cucharada de aceite de oliva extravirgen
- 2 tazas de lechuga romana troceada
- 1 taza de hongos blancos rebanados
- 2 cucharadas de albahaca fresca picada
- 1 naranja en gajos
- 2 cucharadas de piñones crudos

En un tazón pequeño, mezcla el atún, el apio, la cebollita de cambray, el humus, 1 cucharada de jugo de limón, sal y pimienta. Revuelve bien. En un tazón para servir, mezcla el aceite y ½ cucharadita de jugo de limón. Agrega la lechuga, los hongos y 1 cucharada de la albahaca al aderezo. Salpimienta al gusto. Acomoda encima la ensalada de atún, los gajos de naranja, los piñones y 1 cucharada de albahaca.

ROLLOS DE NORI

▸ **QUEMA-H**

Rinde 1 porción

- 1 naranja
- 1 cucharada de menta fresca picada
- 1 cucharadita de jugo de lima fresco
- 1 cucharadita de salsa tamari
- ¼ de cucharadita de jengibre fresco, rallado
- 1 pizca de chile de árbol molido
- 6 onzas de camarones pequeños precocidos, con caparazón
- 2 tazas de col verde, o de col blanca, en rebanadas delgadas

- 4 hojas de nori
- 4 espárragos, sin los extremos duros
- ¼ de aguacate rebanado en cuartos
- 2 cucharadas de semillas de girasol

Separa los gajos de la naranja y pícalos, conservando el jugo. En un tazón grande mezcla los pedazos de naranja y su jugo con la menta, el jugo de lima, la salsa tamari, el jengibre y el chile de árbol. Agrega los camarones y la col, y remueve para empapar todo.

Pon una hoja de nori y acomoda ¼ del relleno en un lado, dejando cualquier exceso de líquido en el tazón. Cúbrelo con 1 espárrago, ¼ de aguacate y semillas de girasol. Desde la orilla de abajo, donde está el relleno, enrolla la hoja de nori sobre el relleno en forma de cono. Sella los bordes de los rollos con un poco del aderezo. Repítelo con las demás hojas de nori.

ENSALADA DE COL VERDE, BERROS Y GRANADA

▸ QUEMA-H

Rinde 1 porción

- 1½ tazas de col verde, o de col blanca, rebanada
- ½ taza de apio rebanado
- 2 cucharadas de cebollitas de cambray rebanadas, con tallo
- ⅓ de taza de humus
- Menta fresca picada, al gusto
- Sal de mar y pimienta negra recién molida, o salsa tamari, o aminoácidos de coco, al gusto
- 1 taza de berros o espinacas frescas
- 1 taza de semillas de granada
- ¼ de taza de nueces crudas o semillas de girasol crudas

En un tazón grande mezcla la col, el apio, las cebollitas de cambray, el humus, la menta, la sal y la pimienta. Revuelve bien. Pon los berros en un plato y encima la mezcla de col. Decora con las semillas de granada y las nueces.

CENAS DE LA QUEMA-H

POLLO ASADO CON HINOJO Y NUECES

▸ **QUEMA-H**

Rinde 2 porciones

Esta cena rinde 2 porciones, pero prepara 4 onzas de pollo extra para usarlos con la ensalada de pollo con aguacate para tu comida del día 3. Guárdalo en un contenedor al alto vacío en el refrigerador.

- 8 onzas de pechuga de pollo sin hueso, sin piel
- Sal de mar y pimienta negra recién molida, al gusto
- 1½ cucharadas de aceite de oliva extravirgen
- 2 bulbos de hinojo medianos, en rebanadas de ½ pulgada
- 1 cebolla pequeña en rebanadas de ½ pulgada
- 2 cucharaditas de orégano seco
- 2 dientes de ajo picados finamente
- 1 taza de caldo de pollo
- 2 cucharaditas de vinagre balsámico
- 2 cucharadas de albahaca fresca picada
- 2 cucharadas de nueces molidas

Mete el pollo en una bolsa de plástico resellable (o entre dos hojas de plástico envolvente) sobre una tabla para picar. Aplánalo hasta que tenga ⅓ de pulgada de grosor y sazónalo generosamente por ambos lados con sal y pimienta. Calienta una sartén antiadherente grande a fuego medio-alto. Vierte ½ cucharada de aceite en la sartén y cocina el pollo hasta que esté listo, alrededor de 4 minutos de cada lado. Saca el pollo de la sartén y reserva.

Vierte 1 cucharada de aceite de oliva a la sartén caliente. Agrega el hinojo, la cebolla y el orégano. Saltea durante 5 minutos hasta que la cebolla y el hinojo se empiecen a caramelizar. Añade el caldo y hiérvelo durante 5 minutos hasta que se evapore. Quita la sartén del fuego y agrega el vinagre. Salpimienta al gusto. Rebana el pollo, sírvelo sobre las verduras y espolvorea encima la albahaca y las nueces.

CAMARONES CON CILANTRO Y EJOTES

▸ **QUEMA-H**

Rinde 2 porciones

- 1 cucharada de aceite de coco
- 6 onzas de ejotes cortados en trozos de 2 pulgadas, sin puntas
- 1 calabacita amarilla pequeña, en rebanadas delgadas
- 1 calabacita pequeña, en rebanadas delgadas
- 12 onzas de camarones crudos, limpios, con caparazón
- ¼ de taza de cebollitas de cambray rebanadas, con tallo
- 2 dientes de ajo picados finamente
- ¼ de taza de leche de coco
- 1 cucharada de salsa tamari
- 2 cucharaditas de jugo de lima
- 1 cucharadita de jengibre fresco rallado
- ½ cucharadita de ralladura de lima
- ⅛ de cucharadita de chile de árbol molido
- 3 cucharadas de cilantro fresco, picado

Calienta el aceite de coco en una sartén grande, pesada, a fuego medio-alto. Añade los ejotes y sofríelos durante 1 minuto. Agrega las dos calabacitas y sofríelas durante 2 minutos. Añade los camarones, la cebollita de cambray y el ajo, y sofríelos 1 minuto más hasta que los camarones adquieran un tono rosado. Agrega la leche de coco, la salsa tamari, el jugo de lima, el jengibre, la ralladura de lima y el chile de árbol. Continúa revolviendo durante 5 minutos, hasta que los camarones estén bien cocidos y todo esté caliente. Quítalo del fuego y sirve decorado con el cilantro.

CALABAZA ESPAGUETI HORNEADA CON HONGOS SHIITAKE

▸ **QUEMA-H**

Rinde 2 porciones

- 1 calabaza espagueti grande
- 2 cucharadas de aceite de oliva extravirgen

- Sal de mar y pimienta negra recién molida, al gusto
- 8 onzas de carne de res molida
- 1½ tazas de hongos shiitake rebanados
- 1 taza de cebolla picada
- 2 dientes de ajo picados finamente
- 2 cucharaditas de romero fresco, picado
- 1 cucharadita de orégano seco
- 1 taza de caldo de pollo
- 1 cucharada de salsa tamari
- 3 cucharadas de perejil fresco, picado

Precalienta el horno a 400°F. Corta el tallo de la calabaza. Rebana la calabaza a la mitad, a lo largo, saca las semillas (una cuchara para helado sirve muy bien) y pon las mitades con el corte hacia abajo sobre una charola para hornear. Barnízalas con ½ cucharada de aceite y sazónalas generosamente con sal y pimienta. Hornea la calabaza durante 40 minutos o hasta que puedas sacar hebras de la calabaza con un tenedor.

Mientras se hornea la calabaza, prepara la salsa. Calienta 1½ cucharadas de aceite en una sartén grande a fuego medio-alto. Agrega la carne molida, los hongos, la cebolla, el ajo, el romero y el orégano, y saltea durante 5 minutos hasta que la carne se dore. Vierte el caldo y la salsa tamari. Hiérvelo, baja la flama y déjalo hervir a fuego lento durante 8 minutos hasta que se evapore casi todo el líquido.

Cuando la calabaza esté lo suficientemente fría para manipularse, saca hebras con un tenedor a un tazón grande. Salpimienta. Agrega encima la salsa de carne y el perejil.

COLIFLOR Y PESCADO HORNEADOS

▸ **QUEMA-H**

Rinde 2 porciones

- 2 cucharadas de aceite de oliva extravirgen
- Jugo y ralladura de ½ limón, más 2 cuartos de limón para acompañar
- 2 dientes de ajo picados finamente
- 3 cucharadas de eneldo fresco, picado

- 1 pizca de chile de árbol molido
- ¼ de cucharadita de sal de mar
- ¼ de cucharadita de pimienta negra recién molida
- 2 filetes de salmón (6 onzas cada uno)
- 4 tazas de floretes de coliflor
- ½ cebolla morada mediana, cortada en octavos
- Rábanos picantes, al gusto, para acompañar

Precalienta el horno a 450°F. En un tazón pequeño mezcla el aceite, el jugo y la ralladura de limón, el ajo, 2 cucharadas de eneldo, el chile de árbol, la sal y la pimienta. Barniza el pescado generosamente con la mitad de esta mezcla y resérvalo en un plato. Revuelve la coliflor y la cebolla en la mezcla de aceite sobrante y acomódala en una charola para hornear. Hornea las verduras durante 15 minutos. Muévelas y luego coloca el salmón encima, con la piel hacia abajo. Hornéalo entre 12 y 15 minutos más o hasta que los filetes estén casi opacos de en medio. Salpimiéntalos de nuevo y esparce encima 1 cucharada de eneldo. Sirve acompañado de los rábanos y los trozos de limón.

ROLLOS DE COL RELLENOS CON SALSA DE SETAS

▶ QUEMA-H

Rinde 2 porciones

Necesitas sólo 6 hojas de col grandes para esta receta, pero puedes usar la col restante para la ensalada de col verde, berros y granada en la página 266.

Para los rollos de col:
- 1½ cucharaditas de aceite de oliva extravirgen
- 1 taza de cebolla picada finamente
- ½ taza de apio picado finamente
- 2 dientes de ajo picados finamente
- ½ cucharada de romero fresco, picado finamente
- ½ cucharada de hojas de tomillo frescas
- Sal de mar y pimienta negra recién molida, al gusto
- 8 onzas de carne de res molida

- 2 cucharadas de piñones crudos
- 6 hojas de col verde o blanca, grandes
- 1 taza de caldo de pollo

Para la salsa:
- 1 cucharada de aceite de oliva extravirgen
- 8 onzas de setas u hongos crimini (baby bella), rebanados
- ¼ de cucharadita de sal de mar
- ¼ de cucharadita de pimienta negra recién molida
- 1 diente de ajo picado finamente
- ½ taza de caldo de pollo
- 1 cucharada de hojas de tomillo frescas
- 1 cucharadita de jugo de limón fresco
- 1 cucharadita de salsa tamari
- 2 cucharadas de perejil fresco, picado

Precalienta el horno a 350°F y pon a hervir agua con sal en una olla grande. Calienta una sartén antiadherente grande a fuego medio. Vierte 1½ cucharaditas de aceite y saltea la cebolla, el apio, el ajo, el romero, el tomillo y una pizca de sal y de pimienta durante 5 minutos, hasta que la cebolla y el apio estén suaves, y reserva la mezcla en un tazón grande. Cuando se enfríe un poco, agrega la carne molida, los piñones, ¼ de cucharadita de sal y ¼ de cucharadita de pimienta, y revuelve.

Mete las hojas de col al agua hirviendo y blanquéalas durante 5 minutos hasta que estén moldeables. Saca las hojas con cuidado, ayudándote con unas pinzas. Acomoda las hojas planas y corta la parte gruesa en el centro de la vena para que se enrollen más fácilmente.

Divide la mezcla de carne entre las 6 hojas de col blanqueadas. Dobla los lados y enróllalas. Acomoda los rollos con la orilla hacia abajo en un recipiente para hornear cuadrado, de 8 pulgadas. Añade 1 taza de caldo, cubre ligeramente el recipiente con papel aluminio y hornéalo durante 1 hora.

Cuando los rollos de col estén casi listos, prepara la salsa. Calienta una sartén a fuego medio. Vierte 1 cucharada de aceite y agrega las setas, la sal y la pimienta. Saltea durante 5 minutos hasta que las setas suelten su jugo. Añade el ajo y saltea 30 segundos más. Agrega el caldo, el tomillo, el jugo de limón y la salsa tamari. Déjalo hervir a fuego lento hasta que el líquido se evapore casi por completo, alrededor de 4 minutos. Sir-

ve los rollos de col con una cucharada o dos de su caldo y encima la salsa
de setas. Decora con el perejil.

POLLO CON ROMERO Y VERDURAS HORNEADAS

▶ QUEMA-H

Rinde 2 porciones

- ½ libra de betabeles frescos, lavados
- 2 calabacitas amarillas pequeñas
- 2 tallos de apio
- 1 cebolla dulce pequeña
- Jugo de ½ limón
- 2 dientes de ajo picados
- 2 cucharadas de mostaza de grano
- 2 cucharadas de aceite de oliva extravirgen
- 1½ cucharadas de romero fresco picado
- ¼ de cucharadita de sal de mar
- ¼ de cucharadita de pimienta negra recién molida
- 2 muslos de pollo con hueso, con piel

Precalienta el horno a 450°F. Corta los betabeles, las calabacitas, el apio
y la cebolla en trozos de 1½ pulgadas. En un tazón grande, mezcla el
jugo de limón, el ajo, la mostaza, el aceite, el romero, la sal y la pimienta. Añade los muslos de pollo al tazón, voltéalos para empaparlos por
ambos lados y reserva. Pon las verduras en el tazón y revuelve para em-
paparlas también. Esparce las verduras uniformemente en una charola
para hornear de 9 × 13 pulgadas. Hornéalas descubiertas durante 10 minutos. Añade el pollo (con la piel hacia arriba) y hornéalo descubierto
40 minutos más o hasta que el pollo esté dorado y bien cocido y las verduras estén tiernas.

QUICHÉ DE VERDURAS
Rinde 2 porciones

▶ QUEMA-H

- 2 poros grandes en rebanadas delgadas, con tallo
- 1 cucharada de aceite de oliva extravirgen

- 1 taza de hongos shiitake rebanados
- 1 taza de espárragos rebanados diagonalmente en trozos de 2 pulgadas, sin los extremos duros
- 2 tazas de espinacas frescas
- 2 cucharadas de hojas de tomillo frescas
- Sal de mar y pimienta negra recién molida, al gusto
- 4 huevos grandes
- ⅓ de taza de leche de coco
- 2 cucharadas de albahaca fresca, picada

Precalienta el horno a 350°F. Enjuaga muy bien los poros rebanados para quitar cualquier basura y escúrrelos bien. Calienta el aceite en una sartén grande a fuego medio. Saltea los poros y los hongos durante 5 minutos hasta que los hongos suelten un poco de su jugo. Añade los espárragos y saltéalos durante 4 minutos más o hasta que los poros estén un poco suaves. Agrega las espinacas y el tomillo. Revuelve durante 1 minuto aproximadamente hasta que las espinacas se suavicen. Quita la sartén del fuego, sazona con una pizca de sal y un poco de pimienta, y déjala enfriar un poco.

En un tazón grande mezcla los huevos, la leche de coco, otra pizca de sal y un poco de pimienta. Añade la mezcla de verduras y revuelve. Pásalo a un contenedor para pay de 9 pulgadas y hornéalo durante 30 minutos o hasta que el quiché se dore, se esponje y el centro esté cocido. Déjalo enfriar durante 5 minutos antes de rebanarlo. Decora con la albahaca.

BACALAO HORNEADO ESTILO GRIEGO CON ALCACHOFAS

▶ **QUEMA-H**

Rinde 2 porciones

- 1 cucharada de aceite de oliva extravirgen
- ½ cebolla morada mediana, picada en octavos
- 2 tazas de calabacitas rebanadas
- 2 tazas de calabacitas amarillas rebanadas
- 1 diente de ajo picado finamente
- 2 cucharaditas de hojas de tomillo frescas

- 1 pizca de sal de mar
- Pimienta negra recién molida, al gusto
- 1 lata de 14 onzas de corazones de alcachofas, coladas
  y picadas en cuartos
- 8 aceitunas Kalamata picadas
- Jugo y ralladura de ½ limón
- 2 filetes de bacalao (6 onzas cada uno)
- 1 cucharada de perejil fresco, picado

Precalienta el horno a 450°F. Calienta una sartén para horno grande a fuego medio-alto. Vierte el aceite y saltea la cebolla, todas las calabacitas, el ajo, el tomillo y una pizca generosa de sal durante 5 minutos, aproximadamente, hasta que las verduras estén suaves y un poco doradas. Quítalas del fuego y agrega los corazones de alcachofa, las aceitunas, el jugo y la ralladura de limón. Salpimienta los filetes y acomódalos entre la mezcla de verduras. Hornéalos destapados alrededor de 15 minutos hasta que el pescado esté casi opaco en el centro. Espolvorea perejil encima y sirve.

CAPÍTULO DIEZ

Vivir tu vida ardiendo

Así que has quemado tu atasco, has salido de tu resistencia a perder peso y la báscula se mueve otra vez. Tal vez tu inflamación bajó y puedes ver tus pómulos y tus tobillos reales de nuevo. Quizá tu abdomen está más plano; lo que antes eran bultos, ahora son curvas. Estás ajustando tu cinturón un hoyo o dos más apretado, o te pusiste de nuevo tus jeans pegaditos. Tal vez ya tienes finalmente el cuerpo que quieres.

¿Ahora qué?

Has tomado tu remedio, tu medicina en forma de alimento. Has curado el problema por ahora y estás listo para vivir tu vida de nuevo. O tal vez desatascarte de un área de tu cuerpo ha develado algo más que también necesita reparación. De cualquier forma, es tiempo de regresar a tu camino de pérdida de peso, o nutrir tu metabolismo recién ajustado, integrando lo que ya conoces en una visión de cuerpo completo para comer sanamente.

Después de *Quémalo*, no te dejaré colgando. La vida es compleja y el cuerpo es complejo, y siempre hay más que hacer. Es tiempo de ver dónde estás para que pueda ayudarte a moverte hacia tu mejor vida. Pregúntate:

- ¿Tienes más peso que perder y ahora que la báscula se mueve de nuevo estás listo para quemarlo?
- ¿Arreglaste un problema pero ahora quieres resolver otro? Tal vez tu inflamación bajó y ahora quieres atacar esa llantita de repuesto.
- ¿Estás justo donde querías estar y quieres asegurarte de que te quedarás ahí, sin que el peso regrese de nuevo o tu figura vuelva a ser algo que no te gusta?

275

- Ahora que estás en el camino hacia la salud y fuera de la enferme-dad crónica, ¿te sientes motivado para conservar alta tu energía y tu salud fuerte?
- ¿Tiendes a inflamarte o a tener síntomas del síndrome de intestino irritable (sii) o síndrome premenstrual (spm) crónicos, y quieres mantener esos problemas bajo control?
- ¿Te preocupa caer en tus viejos malos hábitos de nuevo?
- ¿Extrañarás algunas de tus partes favoritas de *Quémalo*?

Este capítulo trata sobre qué hacer después. *Quémalo* no es un estilo de vida. Yo no les sugiero a mis clientes que coman como en los pla-nes de *Quémalo* todos los días el resto de sus vidas, porque *Quémalo* usa los alimentos a un nivel terapéutico para provocar cambios. Si te queda-ras en la quema-I, la quema-D o la quema-H durante meses cada vez sería como tomar antibióticos para siempre. Ya sacaste la astilla y ahora estás listo para seguir adelante. Después de que sacas una astilla, no si-gues escarbando con las pinzas. Enfocas tu atención en otra cosa y usas esas pinzas para algo más, como tus cejas.

Pero no olvides las magníficas y poderosas herramientas que tienes a tu disposición. Continúa usándolas preventiva y terapéuticamente. Tu cuerpo te dirá cuándo las necesitas si tan sólo lo escuchas. El cuerpo mur-mura, luego habla, luego habla más fuerte, luego grita. Escucha y ve las claves sutiles que indican un incremento de inflamación o que tu diges-tión está mal, o que tus hormonas se sienten fuera de equilibrio.

Tu cuerpo te dijo que necesitabas la quema-I, D o H, y lo que hagas después depende de dónde estés ahora. Existen tantas formas de utilizar los elementos de *Quémalo*, así como de mis otros programas, para que puedas alcanzar tus metas y conservar tu peso, tu salud y tu energía. Éste es tu mapa.

¿TIENES MÁS PESO QUE PERDER?

Quémalo te devolvió al camino para perder peso cuando ya no podías. Encendió tu pérdida de peso e incineró tu atasco; pero ahora que estás desatascado, ¿cuál es el mejor plan a largo plazo para perder peso?

Si necesitas perder peso y la báscula está bajando otra vez, escúcha-me: ¡ve de inmediato a *La dieta del metabolismo acelerado*! Si eres nuevo en el mundo de la DMA, bienvenido. Si ya eres uno de mis "clientes virtuales", entonces: ¡hola, mi amigo! Cuando tengo un cliente que sale de un atasco pero todavía necesita perder más peso, inmediatamente lo pongo en un ciclo de 28 días de la DMA. Creo que éste es el mapa correcto para perder peso para casi todos, porque es un programa minucioso y completo para reparar el metabolismo. La DMA consiste en 28 días que puedes hacer una vez para perder hasta veinte libras, o más de una vez si necesitas bajar más. Ya que que estás desatascado necesitas reparar un metabolismo roto, y ésta es una forma fabulosa de hacerlo. Debes rehabilitar tu metabolismo roto.

Sugiero firmemente que leas *La dieta del metabolismo acelerado* porque allí hay información importante para lograr una reparación completa. Cada alimento y cada receta están seleccionados con cuidado para lograr los niveles correctos de micronutrientes de cada fase en específico, para sanar cada sistema en cada fase. Todas las listas de alimentos, todas las recetas y los *porqués* están en ese libro.

¿PUEDES REPETIR LOS PLANES DE *QUÉMALO*?

Sí. Si estás aún más atascado y sientes que estás haciendo progresos pero no has logrado salir del atasco tanto como quisieras, puedes repetir tu plan de *Quémalo*. Sin embargo, por lo general no recomiendo hacerlo por más de tres ciclos. Eso es nueve días en la quema-I, quince días en la quema-D o treinta días en la quema-H. Está bien si en verdad quieres seguir esos planes y enfocarte intensamente en un área; pero después de tres ciclos puedes caer en otra clase de atasco, así que será momento de cambiar la rutina, ya sea con otro plan de *Quémalo* o con *La dieta del metabolismo acelerado*. Recuerda: si cualquier cosa que te estaba funcionando *deja de funcionar*, entonces es señal de que no estás dándole suficiente variedad a tu metabolismo. Necesitas hacer cambios y probar algo diferente. Tu cuerpo te está diciendo que necesita que cambies algo.

No puedes lastimarte haciendo los planes de *Quémalo* demasiadas veces. Son nutritivos y completos. Es sólo que no tienen tanta variedad como otros planes, y después de tres ciclos no sentirás el mismo impulso que te daban antes. Si te das un respiro, siempre puedes volver al plan que te encanta algunas semanas o meses después, y volverá a funcionar.

Ésta es la razón de que la DMA sea tan efectiva: cambia lo que estés haciendo tres veces a la semana. Puedes quedarte en ella más tiempo y disfrutar resultados continuos; pero, como cualquier otra cosa, si deja de funcionar, entonces intenta algo nuevo otra vez. Regresa a *Quémalo*. Prueba con un plan diferente. Lo que sea, sólo sigue moviéndote y cambiando para mantener tu metabolismo encendido y quemando el exceso de grasa.

CÓMO UTILIZO *QUÉMALO* EN MI CLÍNICA

Aquí están algunos escenarios que demuestran cómo uso *Quémalo* en mi clínica:

1. Un cliente selecciona el plan con el que más se identifica de acuerdo con sus síntomas. Lo hace una vez y luego vuelve al estilo de vida del metabolismo acelerado (lo que nuestros clientes virtuales llaman fase 4, o la fase de mantenimiento de la DMA) porque están en un peso saludable.

2. Hacen el plan de *Quémalo* que se encargue más del motivo por el que están atascados para salir de ese atasco en su pérdida de peso. Entonces inician la DMA para continuar bajando.

3. Están atascados significativamente y se identifican muy bien con un área. Necesitan una reparación más prolongada e intensa, así que se quedan en ese plan en particular durante tres ciclos consecutivos. Luego, si necesitan perder más peso, inician la DMA, o si han llegado a su peso ideal, pasan al estilo de vida del metabolismo acelerado.

4. Tienen un largo historial de problemas de salud y de peso y se identifican con problemas en los tres planes de *Quémalo*. En este caso, hago que completen todos los planes: primero la quema-I, luego la quema-D y finalmente la quema-H; luego repiten ese ciclo varias veces para rotar dentro de una reparación intensa de los tres sistemas. Los mantendré en esta rotación mientras sigan perdiendo peso. Si su pérdida de peso disminuye, entonces los muevo a la DMA.

Una vez que tienes *Quémalo* y la DMA contigo, tienes acceso a cinco diferentes y poderosas estrategias: la quema-I, la quema-D, la quema-H, la DMA y el estilo de vida del *metabolismo acelerado*. Es una cantidad de información sólida y significativa la que tienes ahora. ¡Y éstos son sólo cinco de los múltiples planes que tengo en mi caja de herramientas! Seguiré presentándotelos en futuros libros y en otros medios, pero con estas cinco opciones nada más, cualquier persona puede establecer un sistema para su salud que dure toda una vida. (Si eres un consultor de salud, puedes utilizar cualquiera de estos enfoques en tu propio programa. Tengo un programa de entrenamiento para nutricionistas y consultores de salud sobre cómo utilizar estas estrategias con sus clientes; si estás interesado, visita mi página web para obtener más información.)

¿DEBERÍAS INTENTAR OTRO PLAN DE *QUÉMALO* AHORA?

Si tú, como muchos de mis clientes, tienes síntomas y problemas relacionados con los tres planes, e hiciste el plan que se enfocaba en tus problemas más inmediatos, entonces puedes volver y hacer otro plan. Tal vez te molestaba más cierta incomodidad gastrointestinal, pero ahora tu estómago se siente más tranquilo y se ve mucho más plano. ¡Bravo! Pero tal vez todavía quisieras enfocarte en los tobillos hinchados y en las mejillas infladas, o ahora estás notando esa molesta semanita de SPM que tanto temes, y te preguntas si puedes arreglarlo. Sólo libera la quema-I o la quema-H después, y ve lo que hace para ti. Puedes hacer estos tres planes seguidos (y luego volver a hacerlos) y mejorar todos tus sistemas.

¿ESTÁS LISTO PARA EL MANTENIMIENTO?

Tal vez sólo tenías que perder un poco de peso. Tal vez no se trataba de tu peso, sino de cómo tu cuerpo lo estaba distribuyendo, o de los síntomas que te acosaban. Tal vez no importaba tu peso, sino que no pudieras deshacerte de tu celulitis o de tu abdomen abultado o tus síntomas digestivos. Algunos clientes vienen conmigo con el número correcto en

la báscula, pero quieren perder esos bultos en sus muslos o la lonja alrededor de su cintura. Quizá sólo te sentiste raro o "fuera de ti", y tu cuerpo
no se siente bien. Ahora, después de *Quémalo*, todo está donde debe estar
y te siente muy bien.

   ¿Qué debes hacer ahora? Es tiempo para encontrar un lugar dónde
"vivir" y enamorarte de la comida y de todo lo que puede hacer por ti.
Quiero que mis clientes vivan una vida sana con una nutrición completa.
Sí creo que deberías estar en una dieta durante el resto de tu vida. Pero
recuerda: para mí, dieta significa DIETA: debo ingerir estratégicamente
todos mis alimentos.

- ¿Ya comí para reparar mi metabolismo?
- ¿Ya comí para reducir mi inflamación?
- ¿Ya comí para detener la reserva de grasa?
- ¿Ya comí para escarbar la grasa subcutánea, la grasa amarilla,
  la grasa blanca?
- ¿Ya comí para sanar y reducir mi abdomen?
- ¿Ya comí para lograr un equilibrio hormonal?
- ¿Ya comí para nutrir mi tiroides, revertir la diabetes, aumentar mi
  libido?

   Una vez que hayas terminado con *Quémalo* no necesitas dejarlo atrás.
Puedes continuar usando las partes de los planes que más te gustaron.
La primera vez que hagas el plan debe ser exactamente como lo he des-
crito y hacerlo completo para que tu cuerpo reciba la reparación intensa
que necesita. Después de eso, quizá no necesitas hacer los diez días de
la quema-H. Quizá sólo necesitas dejar correr el té de quema-H durante
unos días para superar una dificultad hormonal. Tal vez sólo necesitas
empezar tu día con un licuado de quema-I y desinflamar tu rostro. Tal
vez la sopa de quema-H es justo el remedio para un estómago molesto.
Tal vez ames el té de quema-I o la sopa de quema-H o el licuado de quema-D. Puedes incluir estas cosas que amas en tu rotación regular porque siempre serán terapéuticas. No hay nada malo con hacer una *parte*
de *Quémalo* en la mayoría de los días o cuando desees.

   También te invito a que vivas con algunas reglas básicas que siempre
recomiendo:

- Come cinco veces todos los días para mantener tu metabolismo encendido. Eso significa tres comidas y dos refrigerios todos los días. Para una lista de compras biodiversa en micro y fitonutrientes combina todos los alimentos de las tres fases de este plan.
- Come cada tres o cuatro horas (¡excepto cuando duermas!). Esto ayuda a estabilizar el nivel de azúcar en la sangre, mantiene equilibrado el cortisol, la digestión moviéndose, la grasa convirtiéndose en combustible y tu cuerpo convirtiendo los alimentos en vida.
- Come dentro de los primeros 30 minutos después de despertar cada día. Esto es muy importante para tu sistema nervioso autónomo, así como para encender tu metabolismo justo al principio de cada día para una quema máxima. Bebe la tercera parte de tu peso en decilitros de agua cada día. Recuerda: diluir es la solución para la contaminación… Y las toxinas causan inflamación, mala digestión y disfunción hormonal.
- Come productos orgánicos cuando sea posible. Entre más alto estés en la cadena alimenticia, más importante es esto. Los lácteos, los huevos, el pollo y la carne valen tu inversión en alimentos orgánicos y libres de hormonas.
- Evita comidas curadas con nitratos y nitritos. Estos conservadores detienen el deterioro de los alimentos al inhibir la descomposición de la grasa. Si los ingieres, detienes la descomposición de tu propia grasa.

En la mayoría de los días sugiero un ritmo como éste para mis clientes que no están trabajando en un problema de salud o síntoma específico:

Desayuno   1 porción de cada uno:
Fruta
Verdura
Proteína
Granos

Refrigerio   1 porción de cada uno:
Verdura
Grasa saludable con proteína; por ejemplo, un huevo
entero, nueces crudas, humus, salmón

Comida	1 porción de cada uno: Fruta Verdura Proteína Aceite saludable
Refrigerio	1 porción de cada uno: Verdura Grasa saludable con proteína; por ejemplo, un huevo entero, nueces crudas, humus, salmón
Cena	1 porción de cada uno: Verdura Proteína Aceite saludable Opcional: granos

Algo que hay que considerar es que deberías querer experimentar cómo te sientes comiendo granos en la noche. ¿Los granos te tranquilizan o te cansan? ¿Energía al máximo? ¿Inflamación? Intenta comer menos o más, dependiendo de cómo se sienten tu cuerpo y tú. No comas nada a lo que tu cuerpo responda mal, no importa qué tan "saludable" alguien te dice que es. Una vez tuve una clienta que tenía dolores estomacales crónicos, salpullido bajo sus brazos y ojeras en sus ojos, pero no consumía ninguno de los alérgenos comunes. Después de trabajar juntas, descubrimos que era alérgica a las manzanas, el brócoli y las fresas. Todas las cosas que le dijeron que debía comer porque son muy saludables. No le digas a tu cuerpo cómo *debe sentirse*. Escucha cómo *se siente*.

Recomiendo apartarte de todos estos alimentos que matan el metabolismo *la mayor parte* del tiempo:

- Trigo
- Maíz
- Lácteos
- Soya

- Azúcar refinada
- Cafeína
- Alcohol
- Fruta seca
- Jugo de fruta
- Endulzantes artificiales
- Alimentos de "dieta" sin grasa

Como regla, intentamos mantener estas cosas fuera de nuestra casa. Entonces no tenemos que preocuparnos demasiado si encuentran cómo llegar a nuestra comida en nuestras aventuras. La excepción: alimentos de dieta, sin grasa, con azúcar artificial *nunca* están bien en mi mundo.

Si realmente necesitas un poco de cafeína o tostadas o helado o una margarita, adelante, date el gusto si llegan a tu boca. Recuerda, la basura se quema cuando tu metabolismo es una hoguera, pero asegúrate de comer bien por lo general para mantener encendido tu metabolismo.

Seguramente habrá muchas ocasiones en el futuro, a lo largo de tu vida, cuando sientas que necesitas sacar *Quémalo* otra vez. Puedes estar con antibióticos o romper tus hábitos alimenticios y empezar a retener líquidos, o encontrarte en la agonía de la menopausia, o en una situación constante demasiado estresante. Puedes contraer un virus o tener una exposición tóxica significativa, o de pronto notar que te ha salido algo de celulitis o grasa dura abdominal, o grasa blanca esponjosa en un nuevo lugar. La vida pasa. Tienes estas herramientas en tu caja por una razón, así que veamos qué puede suceder que justifique sacarlas otra vez.

¿ESTÁS ATASCADO, PERO ES DIFERENTE ESTA VEZ?

Así que ahí estás, viviendo y sintiéndote de maravilla, tomando buenas decisiones, y de pronto empiezas a ganar peso otra vez. O quizá lo has estado perdiendo a un paso constante desde que hiciste tu plan de *Quémalo*, pero de pronto entras en otro atasco.

Esto es algo muy común, y seguido encuentro que un nuevo atasco o un nuevo periodo de aumento de peso no son necesariamente ocasionados por las mismas cosas que el anterior atasco o aumento de peso. La vida cambia y tú cambias todo el tiempo también. Ésta es la razón de que te haya dado tres planes. Lo que funciona para ti hoy puede no ser lo correcto para ti mañana, y después de que pensaras que todo estaba bien, algunas veces algo sale mal.

Tuve una clienta que había estado atascada durante mucho tiempo. Tenía mucha inflamación y también enfermedad de Hashimoto, que es un desorden autoinmune. Dado que la enfermedad de Hashimoto involucra una respuesta inflamatoria fuerte, la puse en la quema-I, y cuando su peso empezó a bajar otra vez, la puse en la DMA por dos ciclos. Perdió 35 libras, pero luego se atascó otra vez. Estaba muy constipada, así que intervenimos con la quema-D. Esto la desatascó otra vez. Todos sus análisis médicos estaban mejorando y se sentía muy bien, pero luego se atascó de nuevo. Esta vez, sus periodos eran escasos y estaba goteando entre ellos. Así que, adivinas, la puse en la quema-H. Cuando se desatascó, entró de inmediato en la DMA y estoy feliz de reportar que ¡ya perdió más de 120 libras!

Esto no es poco común con clientes que tienen mucho peso que perder. Es como pelar capas de una cebolla, o capas de grasa subcutánea, blanca o amarilla. Por lo general pueden usar los tres planes de *Quémalo* en diferentes momentos durante su viaje de pérdida de peso, pero conforme los necesitan. El cuerpo es un organismo increíble y con muchas capas, y la vida que vivimos es diversa y multidimensional.

Algunas veces estás muy bien, y luego sucede algo completamente inesperado que te detiene o revierte tu progreso. Una clienta mía estaba en su peso ideal, una libra más, una libra menos. Comía bien y hacía ejercicio regularmente. Entonces tuvo una lesión y debió tomar medicamentos con esteroides. De pronto, sus signos de inflamación estaban hasta el tope. Por los esteroides, sus glándulas suprarrenales estaban agotadas y ella se sentía tanto agitada como cansada. La pulimos con la quema-I y pudo sentirse bien otra vez. Necesitó varios ciclos de quema-I porque su inflamación era severa, pero cuando terminó de rehabilitar su lesión ya habíamos rehabilitado su metabolismo.

Otra clienta a quien no había visto en años perdió alrededor de 34 libras en la DMA y se estaba conservando de maravilla. Un día, mientras buceaba, se rasguñó con un coral y contrajo una infección de estafilococo. Tuvo que pasar tres semanas con antibióticos intravenosos. Esto arruinó por completo su digestión, matando la microflora saludable y benéfica. Subió sólo seis libras, pero tenía una inflamación significativa, así como constipación y diarrea alternativamente. Cuando me llamó, la puse de inmediato en la quema-D y en sólo cinco días se sentía fabulosa.

Nunca sabes lo que va a suceder. Puedes leer primero este libro y luego descubrir que necesitas desesperadamente la quema-D, y es un éxito fantástico. Otros problemas pueden estar completamente fuera de tu radar. Quizá la idea de la menopausia ni siquiera te suena. No te relacionas con ella para nada; pero en dos años, de pronto estás en la agonía de los síntomas perimenopáusicos y estás desarrollando esa grasa dura de la que no te puedes deshacer. Ahora tienes las herramientas para lidiar con ello: la quema-H está aquí para ti.

Necesitas monitorear continuamente y escuchar lo que tu cuerpo te dice para que sepas qué plan de acción debes tomar. Cuando estás bajando, no necesitas desatascarte. Mantente en curso, pero cuando te topes con una pared tienes que hacer más por tu cuerpo y no necesariamente pedirle más a tu cuerpo. Todos hemos escuchado el "haz más ejercicio y come menos". Esto es una locura porque la comida es lo que promueve la pérdida de peso, y demasiado ejercicio duro es estresante para el cuerpo y puede promover el sobrepeso; pero es exactamente la filosofía disparatada que muchos recetan en el mundo de las dietas. Esto no sólo no funciona sino que puede tener un efecto exactamente opuesto. Puedo decirte exactamente cuántas personas en dietas para morir de hambre y haciendo ejercicios fuertes he visto en mi clínica, quienes están atascados y no pueden perder ni una libra. Tenemos que ver los *porqués*. ¿Por qué no estás bajando? Y qué es lo que te está diciendo tu cuerpo.

Entre más puedas identificar los *porqués*, más específico serás y podrás comprender mejor qué hacer. Quizá la quema-D funcionó antes porque estabas teniendo problemas digestivos o respiratorios, pero ahora éstos están resueltos. ¿Qué salió mal esta vez? ¿Es hormonal? ¿Es inflamación? Mira hacia dentro y escucha. Lo más importante que quiero que te lleves de este libro es que cuando estás atascado no sólo hagas más o menos de la misma cosa que has estado haciendo. Ésa nunca es la respuesta para salir libre de un impedimento en la vida o en tu dieta. Si te cruzas con una peña en el camino, no sigues caminando hacia ella una y otra vez, esperando que se vaya. Tienes que hacer algo diferente. Tienes que dejar de caminar y empezar a escalar, o cambiar de dirección.

Quiero que la mayor parte del tiempo vivas tu vida en una forma que evite que te atasques, pero sé cómo pasa la vida. La vida pasa y estos planes están aquí para ti cuando los necesites. Tu cuerpo está en un estado constante de adaptación, así que ponle atención y sabrás exactamente qué hacer. Escucha a tu cuerpo y dale lo que pide; él te dirá lo que necesita. Ve dónde estás atascado y dispara con uno de estos planes.

¿CÓMO TE RECUPERAS DE COMER DEMASIADO?

Soy realista. Siempre es bueno saber que "tocarás el tema" o admitir que has estado sobrepasándote. Éste es el momento en que me gusta prescribir una quema controlada. Por ejemplo, te vas de vacaciones, te vas de fiesta, sales con tus amigos en una ocasión especial o son las fiestas decembrinas. La comida es parte de la celebración y hay muchos momentos en la vida para celebrar.

Digamos que sabes que saldrás a un restaurante brasileño lleno de carnes pesadas y alimentos reconfortantes. Al saber que podrás tener algunos problemas digestivos después, puedes agendar una quema-D para empezar al día siguiente, el mejor programa de recuperación después de comer mucho, o beber tu té de quema-D el día anterior y el mismo día con el fin de preparar a tu cuerpo para ese evento llenador.

Tengo una clienta que viaja seguido a Nueva York, y cuando lo hace se constipa, así que toma enzimas digestivas y probióticos, y siempre planeamos una quema-D para ella cuando vuelve a casa. Solía tomar laxantes, pero luego le tomaba semanas volver a la normalidad. Ahora sólo saca la quema-D y se siente bien, sin necesidad de tomar medicamentos.

Cuando se trata de una noche de tragos, la quema-I es tu mejor amiga. El alcohol, los conservadores y los aditivos estimulan la inflamación. Las bebidas coloridas de frutas, como esas margaritas de la máquina o esas bebidas rosa fosforescente, son lo peor para la inflamación. Tal vez tienes planeada una noche fuera. Sabes que saldrás de fiesta como una estrella de rock. Pero puedes decidir con anticipación recuperarte después con la quema-I. O sólo saca la quema-I cuando despiertes al día siguiente con dolor de cabeza y el rostro y los tobillos hinchados. Incluso si preparas un poco de té de quema-I mientras te peinas, tu cuerpo podrá aguantar tu salida nocturna mucho mejor.

Luego está el clásico atracón del SPM. Si sabes que vas a tener un SPM intenso durante la segunda mitad de tu ciclo y te vas a comer todo lo que veas, de preferencia cubierto con chocolate, entonces prevén con la quema-H para calmar y minimizar tus síntomas, así como para ayudarte a recuperarte después de que tengas esa indulgencia hormonal. Es posible que te des cuenta de que no subirás esas tres o cinco libras esta vez, y puede ser que tampoco necesites tanto chocolate. Si ya estás con SPM —¿qué tan seguido olvidas que viene y de pronto te encuentras contestándole mal a alguien o revolviendo la alacena en busca de chocolate?—, entonces empieza la quema-H ya. Cuando las hormonas se desequilibran, el cuerpo quiere azúcar, azúcar y más azúcar. Incluso si es sólo un poquito de caramelo, necesitarás mucha sopa de quema-H. Marcará una gran diferencia en cómo te sientas la semana siguiente.

¿HAY ALGUNA RAZÓN PARA HACER LOS PLANES DE *QUÉMALO* INCLUSO SI ME SIENTO BIEN?

Quémalo es absolutamente adecuado para prevenir. Los tres planes en este libro están diseñados para nutrir, aumentar, enriquecer y apoyarte, así que aun si tu intervención dramática ha terminado, quiero que comprendas cómo usar tu nuevo conocimiento para refinar tus resultados y prevenir que bloqueos futuros inhiban tu progreso y tu vida.

En la naturaleza, una quema sistemática sostiene el flujo de la vida. En un bosque caen los rayos y crean fuego, y eso enriquece el suelo para sustentar los nutrientes y el crecimiento. Es lo mismo con *Quémalo*. Puedes usarlo para seguir los ciclos naturales en tu cuerpo. Pocas cosas en nuestro ambiente nos mueven hacia lo saludable cotidianamente. Si comes, bebes, duermes, vives, estarás expuesto a situaciones que alientan una marcha lenta hacia la enfermedad. Hacer los planes de *Quémalo* preventivamente es una forma fenomenal de contrarrestar esto, impulsando suavemente a tu cuerpo hacia la salud.

Si haces los planes con cierta regularidad, como una o dos veces al año, o una vez cada estación, o incluso una vez al mes, puedes mantenerte a la delantera de cualquier problema. Busca *Quémalo* ante la menor señal de un problema. Cuando notes que tus tobillos están hinchados, contrólalo con la quema-I. Cuando notes un ruido desagradable en el estómago, llama al ejército de quema-D. Cuando sepas que tendrás SPM la próxima semana, ponle un hasta aquí con la quema-H.

Sin embargo, también puedes continuar haciendo los planes de *Qué-malo* cotidianamente, incluso antes de que muestres algún síntoma. Intenta un plan que no hayas probado todavía. Si hiciste la quema-I, prueba la quema-D. Si hiciste la quema-H, prueba la quema-I. Estos planes siempre son terapéuticos para cualquiera, en cualquier momento.

Una cosa que me gusta sugerir a mis clientes es hacer los planes con calendario, como cada cuatro meses, o en sintonía con las estaciones, o incluso mensualmente. Ésta es una gran manera de utilizar *Quémalo* preventivamente. En la primavera, cuando las alergias son comunes, haz una quema-I preventiva y es probable que ni siquiera estornudes. En el otoño, cuando las verduras de raíz están de temporada, haz una quema-D preventiva para encender el fuego realmente y que puedas digerir con éxito esas verduras de otoño y los alimentos más pesados del invierno siguiente. Combate la tristeza del invierno con una quema-H preventiva tan pronto como los días se empiecen a hacer más cortos y el clima sea más frío.

Algunos de mis clientes rotan entre las tres sopas para prevenir. Yo tengo un historial de eczema y de alergias alimenticias, hasta el punto de anafilaxis y epinefrinas. Mi cuerpo necesita el té de quema-I cuando está reactivo (que es casi todo el tiempo). Sé que cuando tengo muchas cosas que hacer y estoy ocupada hasta la locura, debo preparar raciones gigantescas de té de quema-I y tomarlo durante todo el día.

TU CUERPO TE DICE LO QUE NECESITA

La cuestión es que *Quémalo* es tuyo. Úsalo como tu cuerpo lo necesite. Lo que todas estas situaciones y estos escenarios concluyen es que tu cuerpo te dice lo que necesita. Cuando aprendas el lenguaje de tu cuerpo, entonces no será un misterio qué plan necesitas o lo que tienes que hacer cuando las cosas se salen un poco de rumbo con tu pérdida de peso, tu salud o tu bienestar general. Entre más trabajes con los planes de *Quémalo*, más podrás descubrir que hay ocasiones cuando las recetas en el plan de quema-D, por ejemplo, son fabulosas. Te hacen agua la boca. Otras veces, tus ojos pueden perderse en los alimentos de la quema-I. Pon atención a esto. No es fortuito.

Repito, tu cuerpo siempre te está hablando, y vivir tu vida encendido se tiene que ver con escuchar. Tu cuerpo habla a través de molestias ligeras y síntomas que son fáciles de ignorar, pero que son mensajes murmurados de todas formas. Habla a través de antojos, que son llamadas de algo que necesitas, y te habla a través de tu nivel de energía. Cuando te sientes activo, estás haciendo algo bien, y cuando tienes poca energía, tu cuerpo está implorando por algo que necesita. Si te sientes triste o deprimido, tu cuerpo está diciendo: "¡Necesito la quema-H!" Si estás pasando por una mala racha de alergias, tu cuerpo está murmurando: "¿Qué tal una quema-I?" Si tu estómago empieza a reaccionar después de un fin de semana de indulgencias, tu cuerpo está pidiendo silenciosamente: "¡Hagamos esa quema-D otra vez! ¡Por favor!"

Tengo una clienta de diecisiete años que ha sido diagnosticada con el síndrome del ovario poliquístico (SOP) y siempre se le antoja la sopa de quema-H. Yo me siento bien con la sopa de quema-H, pero ella la *necesita*. Su mamá prepara raciones y raciones, y se ha vuelto esencial en su casa. Algunas veces le añade camarones o albóndigas a la sopa para volverla una comida completa. Si ves los ingredientes de la sopa de quema-H, no son algo por lo que una adolescente se volvería loca, pero ella escucha a su cuerpo y su cuerpo le dice que lo necesita. Te he contado sobre mi antojo por el té de quema-I cuando mi vida se vuelve estresante porque me ayuda con la inflamación relacionada con mis problemas personales de salud. No puedo decirte cuántas llamadas y correos recibo de mis clientes pidiéndome algo que recuerdan que los ayudó: "¿Recuerdas esa sopa que me preparaste después de que tomé esos antibióticos y me llené de gas y me hinché, y me veía como si tuviera seis meses de embarazo? ¿Puedo tomar un poco más?" "¿Recuerdas cuando mi piel estaba reseca y estaba reteniendo agua, y me diste esa receta de licuado?" "¿Recuerdas cuando tuve ese episodio de SII y un té me hizo sentir mucho mejor?" "¿Recuerdas cuando tenía tantos malestares con la perimenopausia y me preparaste una sopa? ¿Me puedes mandar la receta?"

Tienes dos oídos y una boca por una buena razón. Debes escuchar dos veces más de lo que hablas, y escuchar a tu cuerpo el doble de lo que le dices lo que crees que debe hacer por ti. Les decimos cosas terribles a nuestros cuerpos, cosas que nunca le diríamos a alguien más. Les decimos que se ven gordos, o tienen muslos grandes, o se menean mucho, o se cuelgan, se arrugan o nos decepcionan. Bla, bla, bla. Tu cuerpo está haciendo lo mejor que puede con el entorno que tú provees, y cuando

necesita algo más, te lo dice; lo hace al guardar grasa corporal, al inflamarse, al hincharse, al menearse y colgarse y arrugarse. Suficiente con señalar
acusadoramente. Escucha. Escucha, escucha, escucha. Deja de decirle lo
que está mal y empieza a escuchar lo que está pidiendo.

Otra cosa fantástica sobre *Quémalo* es que no sólo te enseña a escuchar a tu cuerpo, sino que te enseña que tu cuerpo te habla. Tu cuerpo
no siempre está consciente de lo que te hace falta hasta que lo expones a
ese elemento faltante y entonces lanza un gran suspiro de alivio: "¡Ahhh,
eso es exactamente lo que necesito!" Una vez que expongas a tu cuerpo a
lo que necesita, empezará a pedir más porque ahora sabe que esas cosas
están disponibles. Escuchar se volverá más fácil porque el mensaje llega
con más claridad.

Pero si no estás poniendo atención, no lo escucharás. Ya sea que tu
cuerpo esté murmurando, hablando, subiendo el volumen o gritando, o
si los síntomas asociados con los planes de quema-I, quema-D o quema-H
son profundos o leves, o casi no están ahí, cada uno de estos planes puede
prevenir tus molestias y todos pueden intensificar y pulir tu brillo. Cada
uno lo hace de forma diferente, pero todos lo hacen. Están aquí para ti;
así que úsalos, úsalos, úsalos.

Finalmente, recuerda que los alimentos son medicina, y una medicina poderosa. Puedes resolver muchos malestares físicos, si no los más
crónicos, al enfocarte en ellos con los alimentos correctos. Este libro te
muestra tres formas eficaces para hacerlo. Son herramientas importantes, pero sólo son tres de las múltiples herramientas que puedo ofrecerte.

Así que considera esto: cuando necesitas 28 días de reparación metabólica total, *La dieta del metabolismo acelerado* está ahí para ti. Cuando
te quedes atascado y quieras un resultado muy específico, *Quémalo* está
ahí para ti. Si quieres apoyo comunitario, nuevas recetas e inspiración,
mi página web, mi boletín, mi blog y mis redes sociales están aquí para
ti. En pocas palabras, *yo estoy aquí para ti*, y planeo que tengamos una
relación larga y fructífera.

Hemos llegado muy lejos juntos en este viaje y quiero que continuemos quitando tus capas para mostrarte las diversas formas fabulosas y
milagrosas en que puedes usar la comida como medicina. Hay muchas
formas terapéuticas interesantes a las que puedes acudir para arreglar el
porqué y sanar lo que está mal. Esto te convertirá en la versión más radiante, saludable, fuerte, activa, bella, delgada y resistente de ti mismo.

Tengo muchos más trucos en mi bolso para mostrarte, y muchos más regalos que darte.

Mantengamos nuestras mangas enrolladas y continuemos esculpiendo tu cuerpo, tu mente y tu espíritu con el poder de la comida.

Bon appétit!

HAYLIE

Agradecimientos

Nunca habrá suficientes maneras para agradecer a mi increíble agente literario, Alex Glass. Ha sido mi defensor y mi campeón más allá de la arena literaria. Tina Constable, puedes inspirar y encender un fuego con tal gracia y convicción, que me has hecho creer en mí misma y en mi visión. Heather Jackson, mi fiera editora, gracias por moldear el barro e impulsarme a dar más a nuestra comunidad con cada libro sin eliminarme nunca de ninguna página.

Eve Adamson, sólo con tus habilidades locas pude lograr esto. ¿Cómo puedes ser tan profesional y tan buena amiga? Te agradezco por entenderme a mí y a mi voz, y por llevar mi clínica a clientes virtuales. Chris Frietchen, has cuidado esta marca y esta comunidad como una mamá gallina y has atesorado lo que tiene valor para mí como si fuera tuyo. Éste es un agradecimiento especial de mí para ti: nunca juzgaste, sólo compartiste la visión y te aseguraste, en mis múltiples momentos de debilidad o locura, de que nunca nos desviáramos. Melanie, quien me mantiene enfocada en el propósito para todo esto y en el mapa holístico de mi viaje, te agradezco desde el fondo de mi corazón. También soy afortunada de trabajar con el mejor editor del mundo y por la gente maravillosa en mi equipo: Maya Mavjee, Aaron Wehner, Diana Baroni, Meredith McGinnis y Tammy Blake; gracias por llevar esto a las manos de quienes más puedo ayudar.

Bob Marty, mi socio en crear un especial para televisión abierta, te agradezco por hacer realidad uno de mis más grandes sueños. También eres muy talentoso; estoy impresionada contigo.

Quiero agradecer de corazón a nuestra comunidad activa y de apoyo; su dedicación al movimiento y su compasión por otros me inspiran cada día. Las raíces en verdad crecen fuertes. Quiero mencionar a los grupos independientes de Facebook que se han formado como resultado de individuos que comparten sus luchas y sus logros, así como su pasión y su deseo de ayudar a otros. Me siento honrada de tenerlos en mi mundo. Un saludo especial al grupo de apoyo DMA, el FMD it gruppo di supporto y al grupo de la dieta del metabolismo acelerado.

Y para mis fabulosos clientes, quienes han sido muy pacientes y flexibles durante todo este proceso. Todos ustedes tienen un lugar especial en mi corazón y les agradezco muchísimo el permitirme estar en su viaje hacia la salud. Aprendo mucho de ustedes; miles de vidas han cambiado por ello.

Y luego está mi equipo. Kym, Leilani, Keyanna y John: si sólo supieran lo mucho que su apoyo significa para mí y para los cientos de miles de vidas que ustedes y su esfuerzo han tocado. El mundo es un mejor lugar porque ustedes están en él.

Gracias a la familia Weins, que me dio tres semanas majestuosas para conectarme con mi familia, con la naturaleza, con nuevos amigos y con los osos.

A mi hermosa familia, cuya paciencia y estímulo a través de todo esto ha salvado mi vida; los amo más de lo que nunca sabrán y les agradezco muchísimo. A mi guapísimo esposo, a mis angelicales hijos, a mi mamá y a mi papá, a mis hermanas, a mi tía y a mi abuela, y a mis sobrinos, el libro está listo. ¡La cena es en mi casa!

Hay un sinnúmero de individuos que han ayudado a crear este proyecto, ¡gracias a todos!

TAMBIÉN DE

HAYLIE POMROY

LA DIETA DEL METABOLISMO ACELERADO
Come más, pierde más

Haylie Pomroy ha ayudado a miles de pacientes a perder
hasta 20 libras en cuatro semanas —todo a través del poder
quemagrasa que tiene la comida—. Conocida como "la
gurú del metabolismo", Haylie nos recuerda que la comida
no es el enemigo: la comida es, por el contrario, la rehabilitación que necesitas para revitalizar tu metabolismo lento
y averiado, y convertir así tu cuerpo en una máquina quemagrasa. Con este plan alimenticio vas a comer bastante. Vas
a comer tres comidas completas y al menos dos snacks al
día. Y vas a perder peso. Lo que no vas a hacer es con-
tar calorías ni gramos de grasa. No vas a eliminar grupos
enteros de alimentos. No vas a renunciar a los carbohidratos, no te harás vegetariano ni renunciaras a la comida
que amas. Por el contrario, irás cambiando de alimentos
cada semana de acuerdo con el sencillo y probado plan
alimenticio, cuidadosamente diseñado para inducir cambios psicológicos concretos que activarán, como nunca, tu
metabolismo. En cuatro semanas no sólo perderás peso,
sino también verás cómo desciende tu nivel de colesterol,
cómo tu nivel de glucosa en la sangre se estabiliza, cómo
se incrementa tu energía, cómo mejora tu calidad de sueño
y cómo se reduce, drásticamente, tu nivel de estrés. ¡Todo
esto gracias al poder milagroso de la comida real, deliciosa
y satisfactoria!

Nutrición

VINTAGE ESPAÑOL
Disponibles en su librería favorita
www.vintageespanol.com